# THÉORIE

## DE

# LA PHLOGOSE,

## DE J. RASORI,

TRADUITE DE L'ITALIEN

## PAR SIRUS PIRONDI,

DOCTEUR EN MÉDECINE.

Simplex.... et unum.
HOR.
Simplex veri sigillum.
BOERH.

TOME I.

PARIS,

LIBRAIRIE MÉDICALE DE BAILLIÈRE,

RUE DE L'ÉCOLE-DE-MÉDECINE.

—

1839.

# THÉORIE

## DE

# LA PHLOGOSE.

MARSEILLE. — IMPRIMERIE MÉDICALE DE SENÉS.

# THÉORIE

DE

# LA PHLOGOSE,

## DE J. RASORI,

TRADUITE DE L'ITALIEN

### PAR SIRUS PIRONDI,

DOCTEUR EN MÉDECINE.

Simplex.... et unum.
HOR.
Simplex veri sigillum.
BOERH.

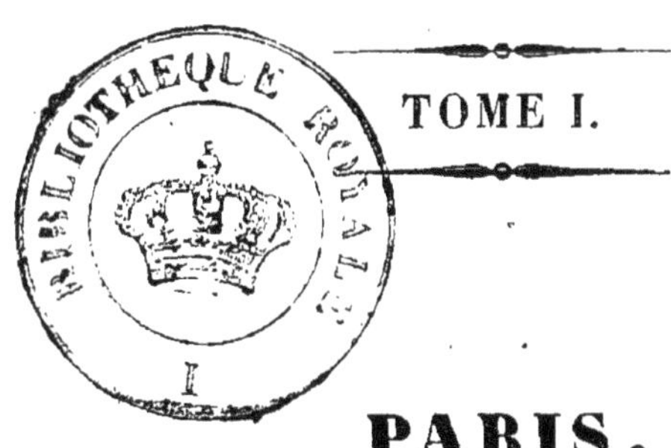

TOME I.

# PARIS,

LIBRAIRIE MÉDICALE DE BAILLIÈRE,
RUE DE L'ÉCOLE-DE-MÉDECINE.

1839.

## A

## M. LALLEMAND,

Professeur de la Faculté de Médecine de Montpellier,

Chirurgien en chef de l'Hôpital Saint-Eloi, etc., etc.

*Si je parlais de vos bontés pour moi,
si je me livrais au plaisir de les énumérer ici,
je dépasserais les bornes d'une dédicace, &
je m'exposerais à voir attribuer à l'amour-
propre le langage que la reconnaissance seule
aurait dicté. Et d'ailleurs la nouvelle faveur
que vous m'accordez, en me permettant de
placer votre nom à la tête de cet ouvrage,
dira tout à mes lecteurs.*

Sirus Pirondi.

Marseille, le 15 août 1838.

# AVERTISSEMENT

DU

## TRADUCTEUR.

————◦————

L'ouvrage dont j'offre ici la traduction a paru en Italie vers le milieu de
1837. Plusieurs éditions en ont été
épuisées en peu de mois, et l'on conçoit
aisément un pareil succès. Dicté par
un esprit profond et original, appuyé
sur un grand nombre d'observations
aussi délicates que minutieuses, et re-
cueillies pendant quarante ans d'une

pratique très étendue , il fait sentir, pour ainsi dire, à chaque page, comment des circonstances qui semblent de prime-abord de peu d'importance , peuvent fournir au génie les inductions les plus vastes et les plus légitimes.

Rasori , à l'aide de faits nombreux et incontestables, invoquant parfois aussi l'autorité des plus grands maîtres , cherche à détruire des erreurs aussi graves que multipliées accréditées dans ces derniers temps par les hommes les plus célèbres. Elevé à la grande école de Sydenham et imbu de la philosophie de Bacon, Rasori a senti et prévu l'influence fâcheuse que de semblables erreurs doivent avoir sur le traitement d'un grand nombre de maladies, et, guidé toujours par une logique inductive extrêmement sévère, il s'est efforcé de poser les bases de la véritable *médecine expérimentale*, telle qu'il la voudrait et telle qu'elle devait être.

La *Théorie de la Phlogose* repose sur

des principes clairs et positifs, déduits de faits nombreux et simples, dans l'observation desquels toute illusion est impossible. Il ne s'agit point ici de vues spéculatives; ce n'est pas, selon l'expression commune, une théorie : observer lentement, minutieusement et pendant long-temps; voir et recueillir les faits sans idée préconçue; appliquer à ces mêmes observations un raisonnement sain et droit, de manière à ne jamais dévier de la réalité, voilà comment a procédé Rasori. Son livre, dit-il, lui a coûté quarante ans d'un travail assidu, — et on le croit sans peine après l'avoir parcouru — et cependant ce n'était que le *Prologue* de son grand ouvrage intitulé : *Nouveaux Principes de Thérapeutique*. Mais une mort, hélas! trop prompte l'a enlevé à la science et à l'humanité! Toutefois la *Théorie de la Phlogose* n'en reste pas moins comme monument élevé à la gloire de son auteur et comme guide pratique extrêmement précieux pour tous ceux qui sont animés du noble désir d'exercer notre art avec succès et avec conscience.

Cependant, il ne faut pas se le dissimuler, tous n'admireront pas également le livre de Rasori : en Italie même, où, comme nous l'avons déjà dit, plusieurs éditions en ont été épuisées, il n'a pas manqué de critiques qui se sont plu à attaquer cet ouvrage d'une manière plus ou moins convenable. Et tel, au reste, est le sort de tous les ouvrages de l'esprit qui tendent à l'utile réforme d'une science, lorsque surtout l'auteur, sans s'inquiéter de tel ou tel amour-propre plus ou moins susceptible, dit la vérité comme il la conçoit, et vise moins à louer les autres qu'à détruire les erreurs partout où il croit en apercevoir. Mais le praticien instruit et consciencieux saura bientôt à quoi s'en tenir, et trouvera que le dernier ouvrage légué par Rasori à la postérité doit être placé avec justice parmi les plus utiles à notre art.

Rasori qui, parmi ses brillantes qualités, possédait celle de connaître à fond sa langue et d'écrire toujours d'un style clair, mais concis et extrêmement serré, ne s'est pas montré autrement dans la *Théorie de la Phlogose* que dans les différens mémoires publiés pour la plupart dans les *Annali di Scienze e Lettere* et réunis en 1830 en deux volumes (1). Ce style ne se prête nullement au génie de la langue française, et plus d'une fois j'ai été sur le point de renoncer à mon travail; mais, du vivant de l'auteur, j'avais pris l'engagement sacré de publier l'édition française en même temps que le texte paraîtrait, et j'en

(1) Nous publierons très prochainement ces deux volumes, dont la traduction est déjà achevée; nous y ajouterons même quelques mémoires inédits qui serviront à mieux faire connaître la doctrine médicale de Rasori; doctrine dont tous parlent, dont quelques-uns se servent et que bien peu connaissent à fond.

étais à la quatrième feuille lorsque Rasori a été attaqué de la maladie qui devait l'enlever en deux jours. Je me suis fait alors un devoir d'accomplir ma tâche avec encore plus de soin, et j'espère que le lecteur me saura gré des efforts que j'ai dû faire pour lui faciliter la lecture d'un ouvrage dont l'intelligence n'est peut-être pas des plus faciles, même pour les Italiens. J'aurais pu mieux faire peut-être en m'éloignant un peu plus du texte; mais j'ai préféré sacrifier l'élégance à la fidélité de la traduction, ayant sans cesse présent à la mémoire que le traducteur n'est rien et doit s'effacer, autant que possible, derrière l'auteur.

Cependant je dois prévenir que cet ouvrage ayant partagé le grave inconvénient des œuvres posthumes, c'est-à-dire de ne pouvoir pas être corrigé sur les épreuves par Rasori lui-même, j'ai dû en quelques endroits suppléer à l'incorrection du texte par les idées émises ou avant ou après, et surtout par les avis de mon père, qui, bien mieux que moi, connaît les idées de son maître. On peut, au reste, se convaincre de ces erreurs en voyant la correction que Rasori lui-même a faite à la page 42 ( ce sont les seules qu'il a pu revoir ), édition de Milan ; correction qui change complétement le sens de la phrase.

Je ne terminerai pas sans ajouter que j'assume sur moi seul toute la responsabilité des passages un peu obscurs qu'on pourra peut-être rencontrer dans ce livre ; car la logique exacte et sévère de l'auteur établit entre toutes ses pensées un enchaînement si rigoureux, qu'on ne le voit jamais passer à une nouvelle proposition sans avoir préalablement démontré celle qui précède.

# AU LECTEUR.

—

Le livre que je publie maintenant est le fruit de longues études faites principalement sur le cadavre, commencées vers la fin du dernier siècle et continuées non sans interruption, selon que les circonstances me furent favorables ou contraires.

L'investigation, l'examen des faits, et conséquemment leur classification, s'opérèrent séparément et nombre de fois sans espoir d'en voir la fin, ou avec la crainte que

*Non per lo malo influsso delle stelle* (*),

ce ne fût pour moi peine perdue. J'arrive enfin,

(1) Par l'influence maligne des astres. (Schiller, prologue au *Wallenstein.*)

après quarante ans et de grandes difficultés , au but de mes efforts , et je publie la *Théorie de la Phlogose*.

J'annonce dans le premier chapitre le but auquel je vise directement; mais il y en a encore un autre, moins direct peut-être quoique non moins important, et je veux le faire connaître.

La médecine, science toute de faits et d'inductions, nous paraît encore, il faut en convenir, dans l'enfance, lorsqu'on la compare aux autres sciences ; et cependant elle aurait dû se former à cette grande école des faits et des inductions, à laquelle toutes les sciences expérimentales sont redevables du développement et de la vigueur qu'elles ont acquis. Il faudrait donc que la médecine aussi eût été déjà comptée parmi les sciences expérimentales ; que si elle ne l'a pas été et ne l'est pas encore, elle ne fut pas science dans le passé, elle ne l'est pas aujourd'hui, et elle ne le sera dans l'avenir qu'à cette condition. Mais de l'ancienne médecine, telle qu'elle était du temps de Bacon, il a été dit avec raison par ce grand philosophe qu'elle se bornait à l'ostentation et tournait sans cesse dans le même cercle, malgré tous les travaux qu'on y a consacrés, sans s'acheminer dans la voie du progrès. La médecine, jusqu'à l'époque de Bacon, n'a donc pas été une science. L'est-elle devenue depuis? On doit à Bacon d'avoir ouvert la voie du progrès à toutes les sciences expérimentales; voie qu'elles ont parcourue et qu'elles parcourent encore aujourd'hui avec ardeur; et on a lieu de s'étonner quand on regarde à la fois d'où elles sont parties et où elles sont arrivées. Et la médecine? Depuis le commencement du dix-neuvième siècle, on dirait qu'il existe une grande émulation parmi ceux qui la cultivent, pour la pousser dans le progrès; ils nous assurent encore de l'avoir placée et de la maintenir toujours à l'école sévère des faits et des inductions. Mais comment pourrons-nous le croire lorsque leurs livres alimentent une guerre perpétuelle entre les faits et les principes? Comment ajouter foi à leurs doctrines générales et à leurs opinions spéciales sur tel ou tel point, si le tout ensemble offre un chaos inextricable? Disons encore qu'elles se succèdent et se remplacent à la manière presque du mirage des sables égyptiens, qui change de forme, fuit devant l'observateur à mesure qu'il s'avance, et disparaît enfin ne laissant d'autre trace que l'égarement de celui qui le poursuivait.

A quelles causes rapporterons-nous donc ces vicissitudes si fâcheuses que nous constatons dans la science médicale ?

Les causes sont nombreuses; les énumérer toutes serait une longue entreprise, et d'ailleurs les limites de ce court avertissement ne le permettent pas. Je me bornerai à citer une des principales, et c'est que la plupart de ceux qui cultivent ou exercent notre art ne s'avisent pas de chercher des faits simples, clairs, concluans, les seuls auxquels on puisse appliquer l'induction; de sorte que cette induction devient nécessairement entre leurs mains un instrument inefficace et même trompeur.

Supposé qu'il en soit réellement ainsi, le lecteur me demandera peut-être où je veux en venir, et quel est l'autre but que je me propose dans ce livre. Le voici : tâcher de fournir, sur les différentes matières dont nous aurons à parler, plusieurs exemples de la méthode à suivre dans la recherche des faits et des conséquences qui en dérivent ; heureux si l'on peut dire de moi : *exemplo monstrante viam.*

Je crois avoir publié, depuis le commencement de ce siècle, quelques exemples remarquables en fait de clinique médicale et de thérapeutique, de l'authenticité desquels on ne saurait douter. Mais à quoi bon, si la plupart de ceux qui exercent notre art continuent, malgré ces exemples, à parcourir la vieille route, comme si j'eusse prêché dans le désert, ou écrit dans la langue sacrée des Brames ? Heureusement qu'on trouve quelques exceptions honorables, qui ont même augmenté pendant ces derniers temps ; et il existe plusieurs médecins dont les yeux ne sont point éblouis par l'éclat de la vérité. J'espère aussi que bientôt la science médicale sortira du cercle étroit qui lui a été reproché par Bacon, cercle d'erreurs et d'inepties ( car on peut l'appeler ainsi sans injustice ), et placée enfin dans la véritable voie du progrès, elle méritera alors d'être appelée *médecine expérimentale.* Quoi qu'il en soit, ce n'est pas seulement au médecin praticien à juger de cet ouvrage ; l'anatomiste, surtout, le chirurgien et en général tous ceux qui cultivent la physique animale, y trouveront quelque chose de leur compétence. Sous ce rapport encore je veux espérer que mon travail pourra être de quelque utilité, et contribuera, grace aux nombreux exemples qu'il renferme, à répandre la juste méthode de rechercher les faits dans toutes les branches scientifiques de notre art, et y appliquer l'induction. C'est même pour cela que j'ai constamment tâché de rapporter des exemples autant que je l'ai pu, en les empruntant aux sciences physiques. Mais assez sur ce sujet.

Je n'ai point hésité à donner à cet ouvrage le titre de *théorie*. Et en effet, lorsque plusieurs faits ont, dans leur sphère d'action, quelques rapports entre eux, et visent à certains points principaux, développer ces rapports, les amener sous leur véritable point de vue et en découvrir les effets, c'est *théoriser*. Un fait isolé, quoique positif, général et important, n'est jamais qu'un fait dans toute sa simplicité. Ainsi la chute des graves vers le centre du globe est en elle-même un fait simple, quoique grand et général; mais la chute des graves, considérée dans ses rapports avec le mouvement des astres, avec une autre cause qui entre également en action, et les effets qui en dérivent, voilà ce qui élève l'ensemble des faits à la hauteur de la théorie de la gravitation générale. Le réseau capillaire de la phlogose est également un fait positif et général, comme nous le verrons plus tard ; mais ce n'est que lorsque nous en aurons fait connaître les causes et les rapports, ce n'est qu'après en avoir bien reconnu les produits, que le sujet méritera le nom de théorie.

Je terminerai par te faire observer, lecteur, que pour découvrir la nature et les produits de la phlogose, j'ai employé une méthode opposée à celle qui est communément suivie. Tandis que les autres étudient d'abord la phlogose comme état morbide chez le vivant, je commence par examiner les effets qu'elle laisse sur le cadavre. Traiter la phlogose comme maladie, est une chose ; connaître la phlogose dans sa qualité de fonction morbide de la partie enflammée, en est une toute différente. La phlogose, comme maladie, doit être cherchée et traitée selon les lois de la diathèse et par une juste application des agens thérapeutiques. La phlogose, comme fonction morbide de l'organe qu'elle attaque, ne saurait être découverte ni en elle-même, ni dans ses effets, que par l'étude anatomique de l'organe qui en est le siége.

Si j'ai atteint mon but en suivant une route opposée à celle des autres, mon livre le dira; de même que leurs livres démontreront ce qu'ils ont obtenu par la méthode ordinaire : c'est aux hommes experts de juger qui de nous a raison. Quant à moi, j'ai accompli ma tâche et je compte rester désormais, sur cette matière, spectateur paisible.

# LIVRE PREMIER.

---

## CHAPITRE PREMIER.

Bul de l'ouvrage. — Négligence des observateurs. —
Point d'où il faut partir.

Il appartient exclusivement à l'anatomie pathologique de chercher sur le cadavre le siége de la phlogose ou inflammation morbide, les effets qu'elle y produit, et comment elle les produit. Le champ est vaste, et on peut présumer qu'il offre une riche et précieuse moisson aux progrès de la science comme à la pratique de l'art. Néanmoins c'est à peine si on y trouve empreinte la faux de ceux mêmes qui, pendant les deux derniers siècles, s'adonnèrent exclusivement et avec grande intelligence à l'étude du siége et des causes des maladies, faisant, sous d'autres rapports, une très abondante récolte. Il faut même convenir que, dans notre champ, il est arrivé précisément tout le contraire; et ici où il aurait fallu cet esprit investigateur qui, tout en cherchant d'agrandir son horizon, s'en rapproche cependant peu à peu et examine chaque objet minutieusement, on s'est au contraire contenté de tout observer superficiellement. Nous prouverons aisément, à mesure que l'occasion s'en présentera, que les observateurs n'ont pas même approfondi les phénomènes les plus apparens et les plus remarquables, quoiqu'ils aient dû, en y regardant même par hasard, les avoir parfois sous les yeux. Toutefois ces phénomènes, autant par l'obscurité et par les contradictions qui les entouraient, que par quelque lueur qui en émanait, auraient dû susciter des doutes fort importans, ainsi que le désir de les éclaircir; ce qui pourtant n'a pas eu lieu. C'est ainsi

que les occasions les plus favorables ont été perdues
par la négligence des observateurs, ou on n'en a
retiré nonchalamment que très peu de profit ; disons
même que des quelques faits positifs auxquels on
est arrivé, les uns ont été de peu d'importance, et
les autres, ce qui pis est, ont dégénéré en apparences illusoires, donnant lieu par la suite à de faux
raisonnemens. Nous pourrons plus tard offrir sur
cela des exemples remarquables.

Pendant ces trente-cinq premières années du
dix-neuvième siècle, l'anatomie pathologique a été
beaucoup cultivée et enrichie d'un grand nombre
de livres ; ce qui pouvait faire espérer que pour ce
qui regarde particulièrement l'inflammation, on
serait parvenu à des faits nouveaux et importans,
moyennant l'application de cette analyse sévère qui
fait faire, de nos jours, tant et de si grands progrès
à toutes les autres sciences basées sur l'observation
et sur l'expérience. Mais cet espoir a été déçu ; et
au lieu de réunir au moins des matériaux exacts,
utiles à l'analyse, on n'est même pas parvenu à
mettre en évidence la nature matérielle nécessairement constitutive de l'inflammation, et on n'en

a jamais atteint les véritables effets. On a par conséquent laissé dans la plus grande obscurité la théorie de la fonction morbide de toutes la plus fatale; car, en effet, sous la forme de maladie aiguë ou chronique, l'inflammation, ou par elle-même ou par ses conséquences, est toujours la cause de la plus grande mortalité.

Par les nombreuses recherches faites sur le cadavre depuis 1797 jusqu'en 1814 sans discontinuité, et de temps en temps aussi jusqu'au moment où j'écris (1835), profitant de toutes les occasions qui se sont présentées, pour mieux préciser le travail inflammatoire sur les différens organes enflammés et ses principaux produits, je crois être parvenu à bien reconnaître les changemens, les altérations dans la structure des solides, et les conséquences qui en dérivent; faits dont quelques-uns sont encore entièrement ignorés, et les autres furent et sont encore mal interprétés. J'ai tâché ainsi de combler, autant qu'il était en moi, le vide laissé par les observateurs anatomiques, qui, on peut le dire, manquèrent le but auquel on devait viser en étudiant ce qui a rapport à cette fonction morbide.

Pour procéder avec méthode, il faut commencer par examiner le sang dans ce qu'on nomme ses *élémens immédiats*, tels qu'ils se montrent en état de santé, et les comparer aux changemens qui s'opèrent lors d'une maladie inflammatoire. On sera peut-être étonné de voir comment, en partant d'un point si minime et si éloigné, nous parviendrons enfin à connaître de quelle manière agissent les solides pour constituer l'inflammation, comment procèdent ses travaux latens, et les produits qui s'en suivent : ce qui me semble bien différent de tout ce qui a été dit, imaginé et généralement admis jusqu'à présent.

# CHAPITRE II.



Le sang extrait d'un homme sain, ou à peu près sain, se coagule promptement lorsqu'on le laisse en repos, mais il ne se réunit pas tout en un caillot; il s'en sépare une partie, aussi fluide que l'eau, ou, pour mieux dire, c'est presqu'entièrement de l'eau, qu'on appelle sérum. Ce sérum, ainsi séparé du sang d'un homme sain, n'abonde pas au point d'excéder le volume du caillot; loin de là, dans la plupart des cas, il n'y en a pas même partie égale.

Nous dirons donc que le sang, en état de santé , après s'être coagulé et après la ségrégation d'une petite quantité de sérum , se partage , autant que l'œil peut en juger, en deux *élémens immédiats* : le *sérum* liquide, diaphane, verdâtre ou jaunâtre , et le *caillot* solide, plus ou moins mou , plus ou moins rouge foncé, excepté la surface, qui, laissant de côté la couleur de l'écume, est d'un rouge clair attribué au contact de l'oxigène atmosphérique. Mais comme la surface présente cette même couleur lorsqu'elle est recouverte par deux ou trois lignes de sérum, De Haen (¹) en a déduit que l'air ne pouvait y jouer aucun rôle, quoique en général on prétendît alors tout le contraire, sans qu'on pût toutefois expliquer le fait. Il peut se faire cependant que l'oxigène agisse, jusqu'à un certain point, sur le sang à travers une petite quantité de sérum , de la même manière qu'il agit à travers les membranes. Il peut arriver encore, et, d'après ce que le hasard m'a fait quelquefois apercevoir, je regarde cette opinion comme la plus probable , il peut arri-

______

(1) *De Sanguine humano*, page 40.

ver, dis-je, que la surface du cruor soit oxigénée avant que le sérum s'en soit séparé et élevé à la partie supérieure du vase. Ce sérum vient alors recouvrir la couleur rose déjà toute formée , et permet par sa transparence qu'on puisse l'apercevoir au dessous du sérum. De Haen affirme encore que par fois cette couleur rose ne se borne pas à la surface du caillot au dessous du sérum , mais s'étend de tout côté jusqu'à sa partie inférieure : *Perque pellucida vascula rubedo observatur non raro totum insulæ ambitum cingere ad majorem ejus partem , immo ad fundum usque.* C'est ce que j'ai aperçu aussi quelquefois, et peut-être l'aurais-je vu plus souvent si j'y avais toujours fait attention. Dans ce cas, on ne saurait attribuer la couleur rose à l'action de l'oxigène ; car on ne peut pas supposer qu'il puisse pénétrer dans le vase qui renferme le sang avant que le sérum s'en soit séparé , ni qu'il puisse agir à tant de profondeur, lorsque cette séparation s'est effectuée , pour colorer en rose les parties latérales et inférieures du caillot. Mais lorsque nous distinguerons les trois *élémens immédiats* du sang enflammé et leur action particulière , nous reviendrons sur ce phénomène pour en dissiper les contradictions qui semblent l'envelopper.

Souvent une partie ou la totalité de la surface du caillot est recouverte par une écume rose. Les bulles· de cette écume sont d'abord roses, étant formées d'air renfermé dans un voile très subtil de sérum légèrement coloré par le cruor; mais ensuite le cruor descend peu à peu, par son propre poids, vers la base de chaque bulle où il forme un petit contour rougeâtre, et les bulles restent de plus en plus transparentes et décolorées. Le jet du sang qui vient heurter fortement contre les parois du vase, ou qui tombe d'une certaine hauteur sur la masse de sang déjà extraite, et la viscosité propre à ce liquide, sont les causes, dans ce cas-ci, de la formation et de la ténacité de l'écume : il en arrive de même à tout autre liquide dans des circonstances analogues. J'ai vu souvent l'ignorance ou la malice indiquer l'écume comme signe d'inflammation , ce qui n'est pas. Tout au plus cela prouve que le jet du sang a jailli avec plus de force, ou que le sérum est un peu plus visqueux.

Nous avons dit que le sang se sépare en deux élémens immédiats , sérum et caillot. Il faut ajouter, pour être précis , que souvent on aperçoit au fond du vase une petite quantité de cruor pur, libre et détaché du caillot, avec lequel il ne s'est point incorporé lors de sa formation ; que si cela était arrivé, on ne l'apercevrait pas seul et très distinct du caillot, qui a une formation et une manière d'être particulières.

La séparation du sérum s'opère peu à peu , de sorte que ce liquide augmente, jusqu'à un certain point, en raison directe du temps , avant toutefois que la putréfaction ait lieu (phénomène qui , en changeant entièrement la masse du sang , bornera nos recherches ) , et nous verrons encore par la suite que la quantité de sérum augmente de tout ce que le caillot diminue; d'où l'on peut déduire que, dans le sang d'un homme sain , le grand volume et la grande mollesse du caillot dépendent principalement du sérum qui reste dans le caillot sans être séparé. Dans le cas où une séparation complète aurait lieu, le sérum se trouverait en bien plus grande quantité , tandis

que le caillot diminuerait de volume et augmenterait de consistance. Cependant, par cela même
que, dans les cas où il se sépare une certaine
quantité de sérum, le caillot touche toujours le
fond du vase, il faut en conclure que si le sérum
se séparait en quantité suffisante pour que chacun
des deux élémens pût obéir respectivement à sa
pesanteur spécifique, le caillot dans son ensemble,
ce dont il s'agit ici, montrerait indubitablement
en avoir plus que le sérum.

Qu'est-ce que le caillot rouge et par quels
élémens immédiats est-il formé ? La chimie, au
moyen même du simple lavage, nous l'indique.
Quant à nous, dans cet examen comme dans
tous ceux de notre compétence, nous nous bornerons, autant que possible, à l'observation pure
et simple propre au médecin; nous montrerons
néanmoins de quoi le caillot est composé, et nous
nous trouverons tout-à-fait d'accord avec la chimie,
sans toutefois employer aucun procédé expérimental, et moyennant la seule comparaison du sang
en état de santé avec le sang extrait pendant une
maladie inflammatoire. Nous aurons recours pour-

tant aux lumières que la chimie peut nous fournir, dans les cas où il faudra confirmer nos observations, ou lorsque, par aucun autre moyen, nous n'aurons pu obtenir les faits que nous cherchons.

Ceci prouvera qu'en observant attentivement toutes les phases qui ont lieu pendant la séparation du sang et dans tous les différens cas, on aurait pu, depuis long-temps déjà, enrichir la science d'une plus grande quantité de faits très concluans et donner à l'induction des matériaux convenables et une meilleure direction. Le grand naturaliste italien du XVIIIᵉ siècle, Spallanzani, recommandait à ses élèves de ne point dédaigner ce genre d'observation simple et qui ne réclame point un luxe de machines expérimentales ; observation qui, employée au grand nombre des phénomènes naturels qu'on rencontre à chaque pas, peut enrichir l'observateur de beaucoup de faits fort intéressans, le mettre sur la bonne voie pour en trouver d'autres, et préparer des corollaires très fertiles en applications utiles. La méthode que j'emploie ici est le fruit des conseils que j'entendis souvent donner par ce grand homme pendant mes meilleures années; et je m'estime heureux d'en fournir ici l'exemple aux médecins, quand je pense qu'ils ont tous les jours sous les yeux une quantité d'objets et de phénomènes très remarquables, mais qui sont cependant négligés.

# CHAPITRE III.

Séparation spontanée du sang, dans les maladies inflammatoires, en trois élémens immédiats, sérum, caillot rouge et couenne. Variétés de la couenne relativement à son volume, à sa forme, tenacité, couleur, taches, etc. Écume ; ses différences avec celle du sang en état de santé, et autres phénomènes.

LE sang extrait dans les maladies inflammatoires, surtout si elles sont graves et dans leur période d'augment, à l'état aigu comme à l'état chronique, présente, outre les deux élémens sus-indiqués, sérum et caillot rouge, un troisième élément qu'on nomme *croûte* ou *couenne inflammatoire;* celle-ci s'étend à la partie supérieure du caillot, mais pas toujours d'une manière égale; souvent même il y a des inégalités bien évidentes. Cette couenne, dans les différentes maladies inflammatoires et dans les différentes périodes d'une même maladie, est susceptible de varier principalement sous trois rapports : *volume, forme* et *tenacité*. C'est ainsi que pour le *volume*, on n'en trouve quelquefois qu'une couche très mince, un léger voile, pour ainsi dire, tandis que d'autres fois elle s'étend à un pouce de profondeur et plus encore. Quant à la *forme*, tantôt elle offre une surface plane ou à peu près, égale en diamètre au caillot sous-jacent; tantôt elle est enfoncée dans le caillot et d'un plus petit diamètre, ou, au contraire, elle s'élève au dessus du caillot et paraît étranglée en forme de collet. Quant à la *tenacité*, elle ne dépasse pas quelquefois celle de la gélatine, tandis que d'autres fois elle est tenace et presque aussi dure que le cuir. Parmi toutes ces conditions, il y a, comme on peut aisément l'imaginer, beaucoup de gradations; l'habitude apprend à les savoir distinguer au besoin.

La couenne peut encore présenter quelques autres différences, quoique moins importantes; et d'abord sa *couleur*, jaunâtre ou gris-verdâtre, est ordinairement uniforme; cependant on la trouve quelquefois tachetée. Plus la couenne est épaisse, plus sa couleur est uniforme, tandis qu'à travers une couenne mince on aperçoit toujours, par ci par là, la couleur rouge foncé du caillot sous-jacent. Par cela seul ensuite qu'à mesure qu'on la fait sécher, elle blanchit, et que la faire sécher c'est la dégager du peu de sérum qui lui restait encore, on peut en conclure que la couenne est par elle-même blanchâtre, et qu'elle reçoit du sérum la légère teinte qu'elle présente. Si la couenne est peu épaisse et n'offre, pour ainsi dire, qu'un léger voile à la surface du caillot, elle conserve alors nécessairement assez de transparence; mais cette transparence n'est point uniforme, car elle est modifiée, et par l'inégalité même d'épaisseur de la couche couenneuse, et par celle de la masse rouge du caillot sous-jacent. De là proviennent certaines taches un peu foncées, assez larges, que l'on doit attribuer, dans ce cas, au caillot et non à la surface de la couenne; car, en y passant le doigt légèrement, les taches ne s'en vont pas et le sang ne salit pas le doigt, comme cela arrive dans le cas contraire dont il va être bientôt question. En y regardant avec une loupe, on voit que les choses se passent réellement ainsi. Et pour finir toutes nos remarques sur la couleur de la couenne, je noterai ici que cette teinte rouge pâle qu'on aperçoit quelquefois à la surface du caillot, là où la couenne n'est point parvenue à dépasser le niveau de ce même caillot, me semble devoir être attribuée à toute autre cause qu'à l'oxigène. Dans ce cas, en effet, la couenne encore fluide reste mêlée au cruor à la surface du caillot, de sorte que le rouge foncé du cruor est décoloré et blanchi par la couleur propre à la couenne. S'il en est réellement ainsi, il ne faut pas attribuer à l'oxigène ce qui ne lui appartient pas et ce qui doit plutôt être considéré comme une croûte inflammatoire commençante. Peut-être le phénomène observé par De Haen, et duquel nous avons parlé un peu plus haut, provient-il de cette même cause.

L'écume qui se forme sur la couenne dans les maladies inflammatoires présente aussi des caractères qui lui sont propres, outre ceux qu'elle a de commun avec l'écume du sang en état de santé. Sa couleur rose paraît plus pâle : ici, en effet, l'écume est au dessus de la couenne qui est blanchâtre, tandis que dans le sang à l'état de santé l'écume est immédiatement au dessus du caillot, qui est rouge foncé. Si l'on agite cette écume avec la pointe d'un couteau ou avec un brin de paille, on la voit blanchir et disparaître; car en l'agitant on fait descendre le peu de cruor qui colore les bulles, surtout à leur base, où, ainsi que dans l'écume du sang à l'état de santé, il forme une auréole rouge. Si, au contraire, on agite de la même manière l'écume du sang à l'état sain, au dessous de laquelle est le caillot sans couenne, elle devient de plus en plus rouge en se mêlant au cruor qui, remué de sa place, tend à remonter. Cette simple différence n'est pas elle-même d'une grande importance; néanmoins, supposé que dans les deux cas la surface du cruor soit recouverte entièrement par l'écume, en l'agitant et en examinant la couleur qui en résultera, on pourra s'assurer si au dessous il y a ou non de la couenne. Lorsque les bulles, spontanément et séparément, s'ouvrent, s'abaissent et disparaissent, il reste à la surface de la couenne le peu de cruor qui était déposé à leur base, formant par des filamens rouges une espèce de petit réseau; mais lorsque les bulles se rompent après s'être réunies irrégulièrement, elles laissent après elles des stries et des traces variées de cruor sur la surface de la couenne. Ces traces irrégulières de cruor, ainsi formées, ne sont réellement que superposées à la surface de la couenne, et on peut les enlever aisément en y passant légèrement le bout du doigt; on aperçoit alors au dessous la couleur uniforme et pure de la couenne. J'ai vu aussi quelquefois tout le caillot enfoncé dans le sérum au point d'en être recouvert à une certaine hauteur, et néanmoins avoir toute la surface de la couenne parsemée de petits points de cruor ayant presque l'apparence d'une poussière écarlate; et cependant le sang n'avait point, en sortant, formé d'écume à laquelle on pût attribuer cet effet. D'ailleurs, si ce cruor provenait de bulles qui auraient disparu de la manière ci-dessus indiquée, on ne trouverait pas autant de petits points régulièrement disposés, mais un véritable réseau à fils continus. Tous ces points semblent avoir été précipités par le sérum, après la formation de la couenne et l'enfoncement du caillot. De ce fait on peut conclure que dans le sérum, même après la formation du caillot, il y avait encore une très petite quantité de cruor, qui s'est ensuite précipitée; et cela est confirmé d'ailleurs par tout ce que nous avons dit en parlant du sang à l'état sain. Nous avons noté, en effet, qu'il y avait une petite partie de cruor qui, séparée du caillot avec lequel elle ne s'était point incorporée, restait au fond du sérum. Dans les deux cas, malgré les différences apparentes, le phénomène doit être attribué à la même cause, et c'est que tout le cruor n'est pas uni au caillot et se précipite promptement du sérum, qui n'a pas la force de le retenir.

# CHAPITRE IV.

En se coagulant à la suite d'une maladie inflammatoire, la couenne,
c'est-à-dire la fibrine, acquiert trois propriétés principales : facilité
à se séparer ; gravité spécifique moindre que celle du cruor; tendance à se consolider.

Nous venons de dire que dans les maladies inflammatoires, et surtout si elles sont intenses, le
sang présente à l'œil observateur trois élémens
immédiats, au lieu de deux, et bien distincts entre eux : le sérum, le caillot rouge et la couenne,
qu'on désigne aussi aujourd'hui par le mot scien-
tifique *fibrine*. Considérons maintenant ces trois
élémens dans leur action de séparation réciproque;
et d'abord parlons du plus remarquable des trois,
c'est-à-dire de la fibrine.

La fibrine acquiert à la suite de l'inflammation trois propriétés bien évidentes :

1° Une plus grande facilité que dans l'état de santé à se séparer des deux autres élémens. Et en effet, s'il n'en était pas ainsi, spécialement pour la séparation de la fibrine du sérum, on ne trouverait pas, comme cela arrive dans la plupart des maladies inflammatoires et plus promptement qu'à l'état sain, une si grande quantité de sérum, qui parfois, surtout si l'inflammation est grave et avancée, surpasse de beaucoup le volume du caillot rouge. Ce qui prouve encore cette grande facilité qu'a la fibrine à se séparer du cruor, c'est que, dans les inflammations on trouve, bien isolée et pure avec sa couleur blanchâtre, la plus ou moins grande portion de cette fibrine, qui, séparée du cruor et du sérum, prend la forme de couenne.

2° Sa gravité spécifique est moindre que celle du cruor. En effet, en très peu de temps et avant même que le sang ait perdu sa couleur, la fibrine, encore sous forme liquide, commence à se répandre visiblement à la surface du cruor, surtout si elle doit s'en séparer en grande quantité; et à

mesure qu'elle augmente, elle se consolide, surnage et se fixe, devenue couenne, à la partie supérieure du caillot, formant avec lui une espèce
d'*île* entourée par le sérum.

3° Plus forte tendance à se consolider. Parfois
cette tendance est telle, que la couenne, quoique
peu épaisse, est si dure que difficilement on peut
la perforer avec un fer aigu poussé avec force;
d'où lui vient la dénomination de couenne *lardacée*
ou mieux encore *coriace*. Souvent il n'y a pas seulement tendance à se consolider, mais encore à se
resserrer et à rapetisser sa surface, au point de
devenir concave, ainsi que nous l'avons déjà dit,
et d'un plus petit diamètre que le reste du caillot
rouge. Nous indiquerons plus loin la cause de ce
phénomène; et nous le notons seulement ici pour
faire voir avec quelle force et avec quelle prompti-
tude la fibrine fluide, après s'être séparée des autres
élémens, se change en couenne solide. Alors toute
la masse coagulée, cruor et fibrine, ou ce que l'on
nomme *île*, représente un sphéroïde d'un diamètre
plus grand que celui de la couenne, et sur lequel
cette même couenne tantôt apparaît formée en cercle

déprimé et enfoncé, tantôt, au contraire, spécialement s'il y en a beaucoup, elle se lève en forme de goulot au dessus du caillot. J'ai remarqué aussi d'autres fois que cette tendance qu'a la fibrine à se resserrer est telle que la surface de la couenne, outre qu'elle est concave et d'un petit diamètre, est encore inégale, ridée et presque sillonnée en différentes directions.

# CHAPITRE V.



La couenne, avons-nous dit tantôt, a moins de gravité que le cruor; en a-t-elle aussi moins que le sérum? Peut-on croire qu'un fait aussi simple, pour lequel les yeux devraient suffire, a donné lieu dans ces derniers temps à deux opinions contraires? On ne peut se rendre compte d'une pareille dissidence que par la grande négligence qu'on apporte dans l'observation. Il est positif que la couenne, étant plus légère que le cruor, surnage et forme la couche supérieure de l'île, mais de l'île seulement; et ici a lieu une première illusion. En effet, si le sérum, comme cela arrive parfois, n'est pas en assez grande quantité pour donner lieu à ce que l'île puisse y plonger complétement, et s'il y en a seulement assez pour que le caillot reste au niveau ou soit à peine dépassé par le liquide environnant, il semble, en voyant surnager la couenne, qu'elle est plus légère que le cruor et plus légère que le sérum. J'ai cru moi-même qu'il en était ainsi, lorsque j'examinai le fait pour la première fois, sans y porter une trop grande attention; mais ensuite, en y réfléchissant bien, je m'aperçus que le fait impliquait contradiction.

La fibrine répandue dans toute la masse du sang qu'on a extrait, en égale nécessairement le volume avant de s'en séparer; mais lorsqu'elle arrive à former l'île par la séparation du sérum et d'une partie du cruor, elle perd en volume à peu près la différence qui existe entre le volume du sang extrait et le volume de l'île ou caillot. Or, comment peut-on croire que la même quantité de matière, réduite à un volume beaucoup plus petit, puisse diminuer plutôt qu'augmenter de gravité spécifique ? L'observation confirma bientôt mon raisonnement. Il arrive souvent, en effet, que la contractilité de la fibrine augmentant avec l'intensité de la maladie et par conséquent avec les causes qui produisent la couenne, il se forme un caillot si serré et d'un si petit volume, comparativement au sérum, que ce liquide remplit les deux tiers, les trois quarts même du récipient, et plus encore ; et alors on aperçoit l'île tout-à-fait au fond du sérum, comme on y apercevrait tout autre corps plus pesant. Que si d'ailleurs la curiosité de l'observateur le porte à examiner la partie inférieure du caillot lorsque, l'île étant à peu près au niveau du sérum, la couenne surnage presque, il verra que cette portion de l'île est devenue concave de convexe qu'elle était ou même conique, car telle est la forme ordinaire des vases qui servent à la saignée ; ce qui prouve, ce me semble, que la fibrine transformée en couenne, fût-elle très abondante, n'a point soulevé ni tiré à soi le segment inférieur du caillot, ainsi que la légèreté qu'on lui suppose pouvait d'abord le faire croire. Parfois encore, et assez souvent même, on voit que l'île, quoique petite, s'arrête à la partie supérieure du vase ; cette circonstance aussi, en y regardant superficielle-ment, pourrait peut-être faire penser que la cou-enne n'a pas toute la gravité spécifique que nous lui accordons ; mais on s'aperçoit promptement que cette circonstance doit être uniquement attribuée à l'adhésion que le caillot a contractée avec les parois du vase, d'après l'inclinaison donnée par le chirurgien à ce récipient pendant la saignée. Le caillot ainsi adhérent ne peut plus descendre au fond du vase, ce qui arrive presque immédiatement lorsqu'on détruit cette adhérence. Cela peut deve-nir, pour l'observateur inattentif, la source d'une nouvelle illusion. Cependant, quelqu'un qui vou-drait incidenter pourrait encore soutenir que tout ce que nous venons de dire prouve exclusivement que le cruor a beaucoup de gravité spécifique, puisque non seulement il descend au fond du vase, mais qu'il entraîne encore avec lui la couenne à laquelle il est uni, et qui par elle-même surnagerait le sérum ; mais ici l'expérience met hors de doute ce que nous avons avancé. Dans beaucoup de cas différens, où la couenne était plus ou moins épaisse et plus ou moins dure, je la séparais, avec des ciseaux, du caillot sous-jacent, et après l'avoir bien nétoyée du peu de cruor qui pouvait y rester attaché, je la replaçais tout entière dans le même sérum où elle était d'abord et que j'avais primitivement transvasé dans un autre récipient : la couenne descendait immédiatement au fond du vase. Il en arrivait de même pour les fragmens dans lesquels je la partageais. C'est ainsi que depuis plusieurs années j'ai pu montrer la réalité d'un fait qui jadis ne mérita point l'attention des médecins, et qui récemment a été jugé d'une manière contradictoire par deux auteurs anglais qui se sont occupés de cette matière. Le docteur Scudamore prétend en effet, dans son *Essai sur le sang*, que la couenne est à la fois plus légère que le cruor et que le sérum, tandis que F. Davy affirme avec raison qu'elle a plus de gravité spécifique que le sérum.

J'ai entendu quelques personnes comparer la formation de la couenne par le refroidissement du sang extrait du corps, à celle de la glace opérée également par le froid sur une surface d'eau, et en déduire par analogie que la couenne devait perdre de sa gravité spécifique, comme cela arrive à la glace qui surnage l'eau dont pourtant elle est composée. Ces deux phénomènes, en effet, sont produits par la même cause, diminution de calorique; mais sous d'autres rapports ils diffèrent essentiellement. La fibrine diminue de volume en se consolidant; la glace, au contraire, voit augmenter le sien. Galilée avait déjà dit que la glace devait être considérée comme de l'eau raréfiée plutôt que condensée; et les belles expériences des académiciens du *Cimento* prouvèrent ensuite combien de force de raréfaction acquiert la glace quand elle se forme dans des récipiens pleins et bouchés, puisque, pour si épais qu'ils soient, ou ils cèdent, ou ils éclatent. Mais nous reviendrons tantôt sur la formation de la glace, pour mieux comprendre la cause qui la fait augmenter de volume, et pour en conclure avec certitude que ce phénomène n'a aucun rapport avec la formation de la couenne dans les maladies inflammatoires.

La consolidation de la fibrine est donc un phénomène *sui generis*, qui n'a rien de commun avec la congélation de l'eau ni d'aucun autre liquide, par quelque cause que ce soit; et la gravité spécifique qu'elle acquiert, supérieure à celle du sérum, est précisément l'effet de son mode de consolidation; de même que la légèreté de la glace, qui la fait surnager l'eau, est l'effet aussi, mais différent sans doute, de son mode de congélation.

Nous ferons encore remarquer, relativement au phénomène propre à la couenne, que lorsqu'elle est épaisse, dure et large de manière à remplir toute la circonférence du vase, elle y adhère tout autour, ou du moins pour une bonne partie de sa circonférence, indépendamment de l'influence qu'exerce sur la production du phénomène la circonstance ci-dessus indiquée. Ce phénomène est digne de remarque et prouve, dans tous les cas, la grande tendance qu'a cette substance à contracter des adhérences, toutes les fois que l'occasion s'en présente, avec des corps étrangers, lors même qu'ils ont une surface lisse et polie, comme, par exemple, le verre. Quelques fois puis, une première couenne s'étant formée promptement et étant déjà consolidée, et un reste fibrine continuant à venir à la surface du cruor, il s'en forme de nouvelles petites masses qui se réunissent d'abord entre elles et ensuite à la couenne primitive, pour former, autour de ses bords, des appendices de formes variées. Celles-ci sont plus molles et d'une couleur moins décidée que la couenne, n'ayant pu se séparer assez tôt ni complétement du sérum, et ne pouvant pas suffisamment se contracter, durcir et s'incorporer avec la première fibrine déjà refroidie et condensée en couenne uniforme. J'ai observé aussi parfois qu'une portion de couenne molle s'était superposée à toute la surface d'une couenne dure ; et en ce cas il faut croire que lorsqu'elle s'est placée au dessus de la couenne déjà durcie, elle devait être encore assez molle pour pouvoir s'y étendre sur toute la surface.

# CHAPITRE VI.

Du sérum et du cruor du sang des maladies inflammatoires. La séparation du sérum est en proportion directe avec la formation de la couenne. — Remarques à ce sujet.

LA seule observation qu'on puisse faire sur le sérum, dans le cas qui nous occupe, c'est que, toutes choses égales d'ailleurs, il s'en sépare d'autant plus que l'inflammation est plus forte, de sorte que sérum et couenne augmentent en proportion directe; fait qui n'a presque pas été observé par les médecins, et qui est néanmoins très digne de remarque, car il est fécond en conséquences utiles, comme nous le verrons par la suite. Il s'ensuit encore qu'à mesure que la quantité de sérum augmente, le caillot se rapetisse, comme nous l'avons déjà fait observer; et cela s'opère lentement et selon le laps de temps accordé à la séparation spontanée, jusqu'à ce que la décomposition putride vienne mettre un terme à nos recherches sur les élémens immédiats. D'où l'on peut déduire également qu'un peu de sérum reste mêlé au caillot, et qu'il en reste encore dans la couenne, quoique en moindre quantité, car elle doit réellement au sérum ce plus ou moins de mollesse et de flexibilité qu'elle conserve lors même qu'elle est coriace. Et comme il arrive quelquefois, spécialement dans certaines inflammations lentes et peu graves, qu'il se sépare peu de sérum, alors tout le caillot reste mou, ainsi que la couenne superposée. Ce phénomène est très digne de remarque et peut avoir lieu aussi, dans le cours des inflammations graves, à une époque avancée. Ceci indiquerait que la fibrine n'a plus autant de force pour se contracter; et non seulement elle forme une couenne moins consistante que celle des saignées précédentes, mais encore elle exprime du caillot une moindre quantité de sérum, car ce n'est que par la contraction de la fibrine que le sérum est séparé du caillot. Il est d'ailleurs si vrai que la couenne coriace doit sa flexibilité au sérum qui s'y trouve encore mêlé, que si elle en est entièrement privée, comme on peut le faire par l'action du calorique, elle devient solide, dure et presque friable.

Le cruor constitue la partie inférieure du caillot; ce qui prouve qu'il est plus pesant que la fibrine. On a encore une preuve de la plus grande gravité spécifique du cruor, dans le sédiment de cette substance qu'on trouve libre et détaché au fond de l'eau qui a servi à la saignée du pied ou de la main; la fibrine alors s'étant consolidée séparément, et le sérum restant mêlé à l'eau, le cruor est libre d'obéir à sa pesanteur, excepté la petite portion qui se mêle à l'eau et la colore en rouge. Relativement à la quantité de cet élément, on dirait au premier coup d'œil qu'elle surpasse, et de beaucoup par fois, la quantité de couenne; mais nous verrons plus tard, et de manière à ne pas en douter, que tout ce qui paraît cruor, par sa couleur rouge, ne l'est réellement pas, quand on y regarde avec attention.

# CHAPITRE VII.



Rapports de gravité spécifique ; quantité et affinité réciproques des trois élémens. Raison de la forme sphéroïdale que présente souvent le caillot. Observations microscopiques de Malpighi.

De tout ce que nous avons dit jusqu'à présent sur les trois élémens, tels qu'ils se présentent dans les maladies inflammatoires, on peut déduire quelques corollaires. Et d'abord, relativement à la gravité spécifique de chacun d'eux, nous regarderons le cruor comme le plus pesant des trois ; la fibrine vient après, et le sérum est le plus léger. Il en résulte que l'île, dans sa totalité, doit être toujours plus pesante que le sérum qui s'en est séparé, puisqu'elle est principalement formée des deux élémens qui ont le plus de gravité. Il est positif encore que la pesanteur de l'île augmentera à mesure qu'elle diminue de volume et se durcit davantage; car c'est ainsi qu'elle se sépare d'autant de sérum, qui des trois élémens, comme nous l'avons déjà dit, est le plus léger.

Pour ce qui a rapport à la quantité relative des trois élémens, en volume au moins et en gros, autant qu'on peut en juger à l'œil nu, ce qui nous suffit, on voit que la quantité de sérum surpasse celle des deux autres élémens, la fibrine tient le milieu, et le cruor pur, comme nous le verrons par la suite, est en moindre quantité. Cependant, lorsqu'on regarde la masse du sang avant que la séparation se soit opérée, et en examinant même le caillot produit par la séparation du sérum, il semble, dans le plus grand nombre des cas, que le cruor en forme la totalité ou la presque totalité, à cause de sa couleur intense, qui se propage par toute la masse du sang, la rougit et parfois presque la noircit.

Enfin, quant à leur affinité réciproque, il faut croire que le sérum en ait bien peu pour les deux autres élémens, puisqu'il commence promptement et continue, pendant assez de temps, à s'en séparer.

Et s'il y a quelque différence entre l'affinité que les deux autres élémens peuvent avoir pour le sérum, c'est sans doute la fibrine qui en a le plus, d'abord parce que la fibrine reste toujours unie à une certaine quantité de sérum qui ne s'en sépare que par une grande force de calorique, et que d'ailleurs le sérum a si peu d'affinité pour le cruor, que lorsque celui-ci est séparé de la fibrine, il ne peut plus être soutenu par le sérum et se précipite au fond du vase, comme nous allons bientôt le voir. Il paraît au contraire, et deux motifs principaux semblent le prouver, que la fibrine et le cruor ont entre eux assez d'affinité : le premier de ces motifs est que, dans le sang extrait en état de santé, le cruor et la fibrine restent réunis de manière à former ensemble une masse qui paraît homogène; le second, que, dans le sang des maladies inflammatoires, la petite quantité de fibrine qui ne forme pas couenne suffit à maintenir réuni et adhérent tout ou presque tout le cruor, formant avec lui, si ce n'est pas le caillot en entier, du moins toute la portion inférieure, qui est uniforme en apparence, ainsi que nous l'avons fait observer précédemment.

Toutefois il faut faire observer ici, pour mieux éclaircir le fait et pour l'écarter de tout ce qui n'est qu'illusoire, que si le cruor reste uni à la fibrine, cela ne dépend pas seulement de leur affinité réciproque, mais de deux autres causes encore : la première, que la consolidation est toute propre à la fibrine, qui, en se consolidant, diminue dans toutes ses dimensions ; la seconde, que la fibrine tend à monter par sa légèreté, tandis que, par une tendance contraire, le cruor descend par son propre poids. Or, dans cette marche contraire, qui a lieu nécessairement pendant que la séparation s'opère, la fibrine n'exerce pas une action chimique, mais mécanique, et sépare ainsi le sérum du cruor. Et en effet, à mesure que la fibrine se contracte, en diminuant de volume dans toutes ses dimensions, elle monte vers la surface et arrête le cruor qui en descend ; de cette manière elle le retient et l'enveloppe, pour ainsi dire, dans un réseau, à mesure qu'elle le rencontre, et, ne lui permettant pas de descendre plus bas que son propre niveau inférieur, elle le consolide et ils forment ensemble un tout homogène, tel que nous paraît le segment rouge de l'île, dont la solidité et la forme sont dus à la fibrine, et la couleur et la pesanteur au cruor.

On a d'ailleurs une nouvelle preuve du peu ou point d'affinité qui existe entre le cruor et la fibrine, dans le phénomène dont nous avons tantôt parlé, c'est-à-dire dans la diminution du diamètre de la couenne, et dans son affaissement même dans la masse du cruor, à tel point que le reste du caillot prend la forme sphéroïdale. Et en effet, la portion de fibrine qui seule et pure surnage, se resserre avec toute la force de cohésion qui lui est propre, étant d'ailleurs délivrée du cruor, qui, n'ayant avec elle aucune affinité, pourrait y mettre obstacle. Dès que la fibrine s'est formée en couenne, continuant à se contracter, elle tire à soi toute la masse de cruor qui l'environne, forcée d'obéir puisqu'elle est toujours plus molle que la couenne; cette masse d'ailleurs est formée par le peu de fibrine qui reste, et par tout le cruor qui, mêlé à la fibrine, lui ôte en grande partie son aptitude à se contracter. C'est pour cela que la masse du caillot formée par le cruor mêlé à la fibrine prend la forme sphérique, et présente souvent un bord relevé tout autour de la couenne, qui devient alors d'un diamètre plus petit que l'île et y paraît enfoncée. Mais lorsque la couenne se forme promptement et abondamment, au lieu de s'enfoncer elle s'élève au dessus de la masse du cruor, en forme de goulot plus ou moins long; au dessous de ce goulot paraît attachée la masse du cruor ayant à peu près une forme cylindrique, dont le diamètre surpasse à peine celui de la couenne; ce qui est bien différent du premier cas dans lequel le caillot est sphéroïdal. La fibrine donc qui, réunie au cruor, constitue le caillot, parvient à solidifier en partie cette masse, mais elle ne peut lui donner toute la consistance qu'a la couenne pure, et cela parce qu'elle se trouve mêlée au cruor, dont les molécules n'ont aucune affinité avec celles de la fibrine et ne peuvent contracter ensemble l'adhésion forte qu'ont les molécules de fibrine entre elles.

Il en est à peu près de même dans le caillot rouge du sang extrait en état de santé, quoique l'île, colorée de haut en bas, ne soit point divisée en deux segments, et quoiqu'il ne se sépare point ou presque point de fibrine pour former couenne. En effet, la fibrine, qui dans le corps vivant sain n'a point subi l'action qu'a sur elle l'inflammation, n'acquiert aucune tendance à s'élever au dessus du cruor; mais lorsque le sang extrait se pose et que sa température diminue, la fibrine, abandonnée à sa propre tendance, se consolide en se contractant un peu et dégageant ainsi une petite quantité de sérum; elle retient alors le cruor dans toute la hauteur de l'île, et forme avec lui et avec le sérum restant une masse molle. Toutefois le cruor prouve encore en ce cas, quoique un peu moins sans doute, qu'il a plus de gravité spécifique que la fibrine, puisque la partie inférieure du caillot est plus foncée que la supérieure, comme on peut s'en assurer en le coupant. Mais pour compléter le phénomène et pour y voir tout ce qu'on observe dans le sang enflammé, il y manque les deux conditions principales dont nous parlerons plus tard et que l'inflammation seule peut produire.

Les observations microscopiques faites par Malpighi concourent admirablement à confirmer l'action mécanique que la fibrine a sur le cruor. Dans son petit mais immortel écrit *de Polypo Cordis*, en indiquant la structure fibreuse du polype telle qu'il l'a vue avec le microscope, il affirme que c'est absolument la même que celle du sang coagulé à l'état sain, et que celle de la portion de sang recouverte par la couenne inflammatoire; voici le texte : *Et si alterius hujus substantiæ* ( de la couenne superposée au caillot ) *persequaris productionem, mox ubi concreta sanguinis moles rubescere incipit, in fibrulas divisam et laciniatam deorsum elongari reperies, et harum eleganti complicatione meatutos et sinus excitari iterum observabis, qui coercitis rubris atomis turgent et inficiuntur..... Quare sensus ipse nobis indicare videtur sanguinem hunc album et reticularem plenum totum cruoris corpus firmare, et potiori ipsum donare corporatura*, etc. (*Opera omnia*, pag. 315 ). Et s'il eût eu occasion d'observer, comme je l'ai vu quelquefois, que lorsque la fibrine ne se consolide pas, le cruor se dépose par lui-même et séparément au fond du vase, il ne lui aurait pas attribué la qualité de *concret*, comme s'il l'était de sa nature, et qu'il reçût puis de la fibrine ce qu'il appelle *potior corporatura*, c'est-à-dire plus de volume et de solidité ; je crois, au contraire, qu'il aurait attribué uniquement à la fibrine , comme cela est et comme nous le prouverons bientôt , la faculté de consolider, dont le cruor n'est point par lui-même susceptible. C'est par erreur également qu'il a été dit que le sérum est *exprimé de ses aréoles* ( du caillot ) *par le rapprochement et l'attrac. tion des molécules du cruor ;* ce qui n'est pas, car le cruor n'a point d'aréoles et ne peut point en avoir, et le sérum est exprimé de la fibrine qui se consolide. Dans tous les cas, au reste, le cruor, qui forme, avec la portion libre de fibrine, la partie inférieure du caillot auquel il donne sa couleur, prouve évidemment qu'il a plus de pesanteur spécifique que la fibrine, qui, à l'exception d'une petite quantité de sérum qu'elle retient encore, reste à la partie supérieure du caillot.

Nous ne chercherons pas à donner ici les rapports numériques précis de toutes les différences relatives dont il a été ici question, rapports qui ne peuvent nullement être constans ; nous ne chercherons pas non plus à connaître toutes les anomalies qui peuvent se présenter dans les différens cas, dont au reste il serait impossible de donner des règles ; car, dans leur multiplicité, ces anomalies sont en nombre indéterminé. D'ailleurs la précision des chiffres et l'énumération de toutes les moindres causes qui peuvent amener quelques légères différences, ne sont pas si nécessaires au but que nous nous proposons pour qu'il faille nous en occuper ici.

# CHAPITRE VIII.

Parmi les trois élémens un seul, la fibrine, opère la triple séparation. Objections résolues. Deux exceptions rares d'une double séparation. Remarques à ce sujet.

En réfléchissant attentivement aux phénomènes que nous venons de décrire et qui ont lieu pendant la séparation des trois élémens du sang dans les maladies inflammatoires, on devra en conclure que tout se passe par l'action d'un seul de ces élémens, la fibrine; action qui consiste dans l'exercice des trois propriétés ou acquises ou augmentées par l'inflammation. En effet, c'est parce que la fibrine acquiert plus de facilité à se séparer, et que sa légèreté spécifique augmente par rapport au cruor, qu'elle monte et se place au dessus de ce même cruor; et c'est également parce que sa tendance à se contracter s'accroît, que de fluide qu'elle était, ou, pour mieux dire, éparse sur toute la masse du sérum fluide, elle finit par se resserrer, se montrer à l'état solide, et présente tous les autres phénomènes que nous avons notés.

Il ne faudrait pas croire, au reste, pour ce qui regarde cet accroissement de légèreté spécifique de la fibrine, que ce fût au contraire le sérum qui, condensé, présenterait plus de gravité spécifique qu'on ne lui connaît, et qui, comparativement à l'eau, est : 1027, 1000; circonstance qui ferait paraître la fibrine plus légère sans qu'elle le fût en réalité. Mais il n'en saurait être ainsi, car la plus grande partie du sérum n'est que de l'eau, et l'eau n'est compressible par aucune force. On ne peut pas supposer non plus que quelque substance plus grave soit incorporée au sérum par l'inflammation, et augmente ainsi sa gravité spécifique. Il arrive au contraire que la fibrine, ayant acquis par l'inflammation une tendance à se consolider, dépouille le sérum de tout son cruor, qui est le plus pesant des trois élémens, et le clarifie complètement, au point de lui donner toute la transparence et l'homogénéité dont il est susceptible ; ce qui a lieu d'autant plus facilement que l'inflammation est plus intense.

Au reste, dans la double séparation qu'on observe dans le sang à l'état sain, comme dans la triple séparation qui a lieu dans l'inflammation , il faut nécessairement attribuer la plupart des effets à l'action de la fibrine ; c'est elle qui est le véritable élément actif, tandis que les autres sont presque entièrement passifs ; et ce qui le prouve, c'est que la transformation du sang de liquide en solide doit lui être exclusivement attribuée. C'est pour cela que nous avons déjà noté que la fibrine ne se consolide pas seulement dans cette portion qui occupe la partie supérieure de l'île, mais elle forme toute l'île elle-même en retenant le cruor, qui , dans les maladies inflammatoires, en occupe la partie inférieure, et dans les autres cas, étant épars partout le caillot, semble en former la totalité, ce qui n'est pas. Et en effet, c'est la fibrine qui ramasse le cruor de la manière particulière que nous avons déjà expliquée ; le cruor puis tend , par sa plus grande gravité spécifique, à descendre au fond du vase, mais il ne peut nullement par lui-même se consolider, ni en totalité, ni en partie. Et la preuve qu'il en est ainsi, c'est qu'il arrive souvent à la portion rouge du caillot, ce que nous avons fait observer avoir lieu pour la couenne, c'est-à-dire qu'on la rencontre attachée aux parois du vase ; indice certain de la présence de la fibrine, car c'est le seul des trois élémens qui soit propre à cet effet. En coupant en outre le caillot de haut en bas, on aperçoit que supérieurement, tout près de la couenne, il est moins rouge qu'inférieurement, et on voit aussi qu'en bas il est plus mou et plus foncé que partout ailleurs ; ce qui prouve encore que la fibrine est éparse inégalement par tout le caillot, et en plus grande quantité en haut qu'en bas, vu sa tendance à remonter. Souvent aussi, en examinant la surface externe du caillot, je l'ai trouvée parsemée de taches très foncées et presque noires ; ce qui indique également que la portion rouge du caillot est composée de deux élémens mêlés entre eux irrégulièrement, un rouge foncé et l'autre blanchâtre. On comprend facilement que là où le rouge est plus foncé, le cruor doit avoir prévalu, soit parce que le sang s'est refroidi inégalement, soit à cause des contractions irrégulières de la fibrine, soit enfin pour tout autre motif qu'il importe peu de chercher à connaître.

Enfin, dans les fortes maladies inflammatoires dont quelques centaines entraient toujours à mes cliniques au bout de l'année, j'ai observé, rarement à la vérité, mais plus d'une fois cependant, le phénomène suivant, bien curieux : le sang ne présentait que deux élémens distincts à l'œil, au lieu de trois, mais ils étaient très différens de ceux qu'on observe dans le sang à l'état de santé. Toute la partie supérieure, en effet, en beaucoup plus grande quantité que l'inférieure, ressemblait à une gélatine très molle, à demi transparente, offrant cette couleur pâle qui est propre au sérum ; la partie inférieure, haute à peu près d'un travers de doigt, était toute composée de cruor presque noir. Il n'y avait aucune trace de fibrine séparée et consolidée, si ce n'est peut-être une pellicule extrêmement mince placée à la surface, d'une consistance un peu plus prononcée que le reste ; d'où il faut déduire évidemment que cette masse à demi fluide, superposée au cruor, ne pouvait être que du sérum avec lequel la fibrine se trouvait fortement unie ; ce qui n'arrive pas dans les cas ordinaires, car alors la fibrine est entièrement séparée du sérum. Par ce mélange, la partie supérieure était restée moins fluide et moins transparente. On comprend également que la petite portion inférieure était et ne pouvait être que du cruor, qui, n'étant point retenu, pour ainsi dire, par les mailles de la fibrine non consolidée (comme cela arrive quand le caillot est formé, et ici il n'y en avait point), avait constitué un précipité mou, se relevant à la moindre secousse imprimée au récipient, comme cela arrive, en pareille circonstance, à un précipité quelconque.

J'ai encore eu occasion d'observer, à ce sujet, une autre variété : le sang de prime abord paraissait différer entièrement de tout ce que nous venons de signaler jusqu'ici, et néanmoins, sauf une seule circonstance, il n'y avait aucune différence notable. Le sang de haut en bas était d'un rouge foncé ; cependant, en y regardant attentivement, on apercevait un sédiment de quelques lignes de hauteur et tout composé de cruor presque noir. La portion supérieure étant d'ailleurs à demi fluide, comme dans le cas précédent, il était aisé de voir que la différence se réduisait à cela ; que dans cet amas de sang, composé comme dans l'autre cas par le sérum mêlé à la fibrine non consolidée, il y avait encore une certaine quantité de cruor éparse qui le colorait et fortement, vu que peu de cruor suffit à colorer bonne quantité de fluide. Les saignées consécutives fournirent ensuite la couenne inflammatoire ordinaire, épaisse et dure. Il s'agissait ici d'une entérite très aiguë qui eut une terminaiso n funeste chez un individu qui avait été plusieurs fois atteint de cette maladie, ainsi que par d'autres inflammations des viscères de la poitrine et du bas-ventre. Souvent aussi, et presque toujours même, on aperçoit un peu de cruor qui ne reste point uni à la fibrine lorsque le caillot se forme, et tombe au fond du vase comme sédiment sans cohésion ; phénomène que nous avons déjà noté avoir également lieu et assez fréquemment dans le sang extrait en état de santé.

Ces deux derniers modes de séparation du sang

dans les maladies inflammatoires, quoique ce ne soient que des exceptions à ce que l'on trouve généralement, doivent pourtant être observés avec attention par ceux qui débutent dans la carrière médicale, comme par ceux qui exercent déjà notre notre art depuis quelque temps. Ce sont des cas rares, il est vrai, mais pas très rares, et le seront moins encore si l'on y regarde plus souvent. J'en ai vu plusieurs, et j'étais médecin depuis un an environ, travaillant sous la direction d'un praticien distingué, lorsque j'ai eu occasion d'observer, pour la première fois, la première de ces deux variétés. Mon maître me parla, à ce sujet, de sang *délié, scorbutique, purulent*, et regretta beaucoup d'avoir prescrit une saignée. Il s'agissait d'une inflammation lente pulmonaire qui se termina par la mort au bout de quelques mois, et pendant laquelle on ne pratiqua plus de saignées. Si le médecin eût été moins timide, il est probable qu'on aurait peut-être saigné le malade comme il le fallait, et peut-être aurait-il vécu plus long-temps. Quelques années après, au contraire, j'ai vu différentes fois ces deux variétés de séparation, et dans mes cliniques et dans

ma pratique particulière; et ayant reconnu les maladies pendant lesquelles ce phénomène avait lieu
pour des inflammations bien évidentes, cette coagulation singulière du sang ne m'intimida point
et ne m'empêcha pas de répéter les saignées autant
de fois que je le crus nécessaire. La guérison des
malades, excepté le seul cas que nous avons rapporté plus haut, m'a prouvé qu'il fallait en effet
en agir ainsi; et j'ai observé que dans les saignées
consécutives, la triple séparation ordinaire avait
lieu et présentait une couenne dure et épaisse.
Mais comme ce sont des cas qu'on rencontre rarement, et qui ont quelque chose d'étrange pour
celui qui ne les a jamais vus, ils font toujours une
certaine impression et à ceux qui entourent le malade, et au médecin, qui, intimidé par les autres
autant que par lui-même, peut suspendre les
saignées lorsqu'il eût été plus nécessaire encore
de les répéter. Et si le médecin réfléchit que tout
ce qu'il y a de singulier dans ces phénomènes se
borne en ce que le sérum et la fibrine fluide contractent une certaine union, dans un cas, sans
cruor, et dans l'autre avec une très petite quantité

de cette substance, il devra renoncer, si tant est qu'il y ait pensé, à la crainte de la dégénérescence des humeurs, reste d'anciennes erreurs en médecine; et il se persuadera que ces phénomènes ne sont pas de nature à devoir suspendre le traitement d'une inflammation. Nous verrons plus tard que, par ce que nous venons de dire, on peut se rendre compte de bien d'autres phénomènes.

# CHAPITRE IX.

Deux autres illusions importantes sur la formation de la couenne. Dans les maladies inflammatoires, la séparation du sang se présente sous quatre aspects différens. Sentence de Bacon.

De tout ce qui a été dit jusqu'ici sur la formation de la couenne, on peut encore déduire deux conséquences fort importantes : d'abord, c'est qu'elle n'est point due à aucune sorte de *génération* , ni à aucun élément ou germe qui se développerait et augmenterait sous l'influence d'une action cachée de l'inflammation ; en second lieu, qu'elle est entièrement formée par la fibrine préexistante dans le sang ; d'où il suit que la portion rouge du caillot, dans le sang des maladies inflammatoires, doit être moins solide que la couenne respective. Il en est ainsi, en effet, et la couenne est plus solide que le caillot sous-jacent ; mais il n'en est pas de même du caillot du sang à l'état de santé, comparativement à celui du sang des maladies inflammatoires, quoique le premier contienne plus de fibrine que le second, par cela seul qu'il la contient toute, et attendu qu'il n'y a pas de couenne formée aux dépens de la masse. Mais à cette petite quantité de fibrine qui reste dans le caillot du sang des inflammations, vient suppléer abondamment la force de cohérence, fortement augmentée par l'inflammation et par l'expulsion du sérum, qui, dans le cas contraire, contribue à la mollesse du caillot. J'ai vérifié cette différence dans la dureté des caillots, toutes les fois que j'ai comparé le caillot du sang d'un homme sain ou non atteint d'inflammation, à celui d'un sang de maladie inflammatoire intense, sur lequel on trouvait une couenne épaisse formée aux dépens d'une bonne quantité de la totalité de la fibrine : le premier de ces caillots est toujours moins solide que le second.

En résumant tout ce que nous avons dit sur les différens aspects propres à la séparation du sang dans les maladies inflammatoires, nous conclurons qu'ils se réduisent, sauf la différence de gradation, aux quatre suivans :

1° Caillot composé, dans des proportions différentes, de la couenne qui occupe sa partie supérieure, et du cruor placé inférieurement ; le tout formant une île de forme plus ou moins cylindrique, qui nous paraît divisée horizontalement en deux plans et qui est entourée de sérum plus ou moins pur : c'est là l'aspect le plus commun.

2° Caillot formé de couenne à sa surface et de cruor dans tout le reste de son étendue ; le tout représentant une île à peu près sphéroïdale avec une couenne déprimée dans le sphéroïde et d'un plus petit diamètre : ce cas, sans être le plus commun, est encore assez fréquent.

3° Sérum mêlé à la fibrine, formant, par leur réunion, une masse à demi fluide, blanchâtre, espèce de limon superposé au cruor, qui, tout isolé, se dépose au fond du vase : c'est le cas le moins fréquent, et on peut y comprendre encore le cas précédent, dans lequel le caillot forme une masse à demi fluide rouge plutôt que blanchâtre.

4° Caillot rouge uniforme, plus dur que celui du sang à l'état sain. Ici toute la fibrine reste cachée, ou tout au plus on en trouve une couche très mince à la surface du caillot; souvent aussi elle laisse apercevoir un commencement de contraction par un certain bourlet qu'elle forme autour de la circonférence du caillot. Dans ce cas aussi il y a moins de sérum que dans les inflammations graves, mais plus pourtant qu'à l'état de santé. Ce quatrième aspect se présente plus fréquemment que le second et que le troisième, mais pas aussi souvent que le premier; et sans ce léger surcroît de consistance qu'on y trouve, on le confondrait aisément avec le caillot du sang en état de santé.

Il est inutile de rappeler ici quelques autres aspects que le sang offre parfois en sortant de la veine ou peu après, dont il est fait mention par les auteurs d'observations médicales; car, ou ce ne sont que des anomalies et des cas particuliers dépendans de causes particulières, ou ce sont des cas extrêmement rares et d'ailleurs si mal observés et si mal décrits, qu'ils ne méritent nullement qu'on y ajoute foi.

6

Quant à ceux qui pourraient penser que ces recherches sont par trop minutieuses et souvent inconcluantes, il suffira, pour toute réponse, de rappeler la sentence de Bacon, déjà bien vérifiée par l'histoire du passé et confirmée par les vicissitudes journalières des sciences expérimentales : *Certissimum est imperium in naturam, si quis hujusmodi rebus, ut nimis exilibus et minutis vacare nolit, nec obtineri nec geri posse* [1]. Nous ajouterons, au sujet de nos recherches minutieuses et inconcluantes en apparence, qu'on pourra voir par la suite qu'elles sont au contraire susceptibles d'applications utiles et fort importantes.

[1] *Nov. Org.* cxxi.

# CHAPITRE X.

Causes de la séparation spontanée du sang en état de santé, en deux élémens immédiats. Repos de la masse et diminution du calorique.

Après avoir examiné les phénomènes qui se passent dans le sang et les différens aspects qu'il offre après sa séparation, soit à l'état de santé, soit pendant une maladie inflammatoire, il s'agit d'en chercher les causes. Quant à l'état sain, on en trouve deux propres à expliquer le phénomène : repos de la masse et diminution de température; conditions auxquelles le sang extrait du corps vivant est nécessairement soumis. Et en effet, il est aisé de comprendre comment une percussion continuelle et modérée des vaisseaux artériels, agitant sans cesse le sang, doit contribuer au mélange continuel de ses élémens et faire en sorte qu'ils n'obéissent ni à leur gravité spécifique respective, ni à leur tendance spontanée à se consolider; elle doit contribuer encore à ce qu'une réunion d'élémens si hétérogènes ait l'apparence d'un fluide dense, tout rouge, homogène. Il faut même ajouter que pour conserver à ce fluide, une fois hors des vaisseaux, cette homogénéité apparente, et pour empêcher que la séparation de ses élémens ait lieu, il suffit d'agiter modérément le liquide dès qu'il est sorti de la veine, ou, mieux encore, pendant qu'il sort. Ce fait, généralement connu, a été mentionné même, il y a déjà plus d'un siècle, par Schwenke, auteur distingué sur la matière qui nous occupe : *Sanguinem recentem, calidum continue movendo impeditur concretio fibrosa, præsertim si tamdiu moveatur, donec refrixerit* ([1]). Le repos, au contraire, agit dans un sens tout opposé, c'est-à-dire qu'il facilite la gravité spécifique du cruor et la tendance qu'a la fibrine à se consolider pour se

(1) *Hæmathologia*, pag. 505.

séparer du sérum. On observe ce même phénomène, pour ce qui regarde au moins des parties
hétérogènes, dans les infusions de substances végétales, dans les émulsions et en général dans les
mélanges de matières solides, hétérogènes au fluide
avec lequel elles sont confondues sans se dissoudre.
En effet, moyennant une certaine agitation, elles
acquièrent une uniformité apparente; mais en les
laissant en repos, elles perdent cette uniformité,
et se séparent plus ou moins vite dans leurs élémens respectifs.

Mais la séparation du sang, et surtout du sang
en état de santé, s'opère très imparfaitement. Ainsi
dans le sang, à l'état sain, on n'aperçoit que deux
élémens, le caillot et le sérum : le caillot, qui représente un tout uniforme, est essentiellement composé de deux autres substances, comme nous l'avons
déjà remarqué([1]), et il contient en outre beaucoup
de sérum, qui lui donne de la mollesse. Il arrive
donc, en ce cas, que la séparation se borne à faire
paraître un peu de sérum, libre et pur, seul élé-

______

([1]) Chapitre IV.

ment immédiat qui puisse réellement être considéré comme le plus abondant de tous et le plus
facile à être séparé de la masse du sang.

Pour ce qui a rapport à l'autre cause, l'abaissement de température, si l'on ne veut pas supposer
que le calorique du corps donne au sérum, sur les
deux autres élémens, une certaine action dissolvante
vante ( ce qui nous semble devoir être nié plutôt
qu'affirmé, d'après les phénomènes qui ont lieu,
et que nous verrons par la suite, lorsque le sang est
reçu dans de l'eau chaude en sortant de la veine ),
il faudra croire au moins que le calorique doit contribuer à exciter une sorte de mouvement molécu-
laire dans la masse du sang, comme cela arrive
pour tout autre liquide, dont il produit et conserve la fluidité. C'est ainsi que le calorique doit
concourir à produire le même effet que la percussion des vaisseaux artériels ou que les instrumens
dont on se sert pour agiter le sang hors des vaisseaux, c'est-à-dire empêcher la séparation réciproque des élémens immédiats. Nous avons, au reste,
quelques exemples de ce même effet dans ces infusions et dans ces décoctions de matières végétales

où l'action du calorique empêche la partie plus pesante de déposer, ce qui arrive immédiatement dès que cette cause a cessé d'agir. Néanmoins des deux causes dont nous avons parlé jusqu'ici, la première, c'est-à-dire la percussion des vaisseaux artériels, est la principale et a beaucoup plus d'efficacité que l'autre.

# CHAPITRE XI.



Causes de la séparation spontanée du sang des maladies
inflammatoires en trois élémens immédiats.

En examinant maintenant les causes de la triple
séparation du sang des maladies inflammatoires,
et après avoir considéré que l'action principale de
ce phénomène doit être attribuée dans ce cas, ainsi
que nous l'avons dit ailleurs (1), à la plus grande
aptitude acquise par la fibrine à se contracter et à
se consolider, il en résulte que si nous parvenons
à connaître les conditions qui surviennent, dans
une maladie inflammatoire, capables d'augmenter
cette aptitude dans la fibrine, ou propres même à
diminuer ou enlever les obstacles qui s'opposaient
à son exercice, nous aurons résolu la question et

(1) Chap. iv et Chap. viii.

assigné à l'effet les causes qui l'ont réellement produit. Dans les maladies inflammatoires, le sang est
soumis à l'action extraordinairement augmentée
des deux grands agens, mouvement et calorique ;
l'un est prouvé par l'augmentation de force et de
fréquence dans le pouls, ce qui indique beaucoup
de célérité dans la circulation et une forte impulsion exercée par les vaisseaux sur la masse du sang ;
l'autre est vérifiée par le thermomètre, ou même
par le simple tact explorateur. Ces deux agens,
ayant acquis plus de force et plus d'intensité par
l'inflammation, doivent dans ce cas augmenter la
tendance naturelle qu'a la fibrine à se séparer, autant que possible, des autres élémens, et à se consolider.

Quant aux effets qu'un plus grand mouvement
doit faire éprouver à la masse du sang, on sait
communément que, dès qu'on l'a extrait d'un
animal, si on l'agite fortement avec des verges, la
fibrine se coagule immédiatement, et, sous la forme
de filamens ou de fragmens membraneux, elle vient
s'attacher tout autour des verges dont on s'est
servi. Cependant on avait prêté si peu d'attention

à ce phénomène avant Ruisch, que cette espèce de membrane qu'il produisit à force de battre le sang qu'il s'était fait extraire à lui-même, reçut de lui son nom et sa célébrité ; et il la montrait aux médecins de son temps comme une énigme à deviner. Le même effet est également produit par l'augmentation de calorique, ainsi que l'on peut s'en convaincre par les flocons fibreux et membraneux qui, lors des saignées faites au pied et à la main, se forment promptement dans le sang reçu dans de l'eau chaude à une température supérieure à celle du malade. Cette même membrane que Ruisch formait en agitant le sang encore chaud avec des branches d'osier, était obtenue par De Haen plus promptement encore et avec plus de consistance, en augmentant à la fois l'action des deux agens. Il recevait le sang dans un vase qu'il avait soin de fermer immédiatement pour qu'il conservât mieux le calorique, et agitait ensuite fortement ce vase, secouant ainsi le liquide contenu avec bien plus de force qu'avec des branches d'osier.

Ce qui prouve encore cette influence du calorique sur la fibrine, c'est qu'elle se contracte et durcit quand on l'expose à une chaleur même très légère. Enfin, le même fait est démontré par les expériences de De Haen faites sur les caillots du sang à l'état sain et sur les couennes propres aux maladies inflammatoires. Il a soumis les uns et les autres à la macération, tantôt dans l'eau chaude et tantôt dans l'eau froide, et après avoir comparé le temps qui s'est écoulé avant que la matière fût dissoute, il conclut : *Constitit liquido et insulas plures concreti cruoris, et crustas pleuriticas varias semper citius solvi, evanescereque, quando frigida aqua, quam quando calida affunderetur* (¹). On voit ici que le calorique, tendant à faire contracter et durcir la fibrine, s'oppose à l'action dissolvante que l'eau a sur la fibrine. Si l'on me demandait ensuite, des deux causes, mouvement et calorique, quelle est celle qui contribue plus puissamment à la consolidation de la fibrine, je croirais ne pas faire erreur en donnant la préférence au mouvement ; mais ce n'est ici qu'une conjecture, et il est inutile de s'arrêter à éclaircir ce point.

______

(1) Ouvrage cité.

# CHAPITRE XII.



Il se présente ici une difficulté importante qu'il faut éclaircir avant d'aller plus loin. Nous avons d'abord attribué au mouvement et à la chaleur du sang, dans le corps, l'obstacle qui s'oppose à la séparation de ses élémens et à la coagulation de la fibrine, et conséquemment c'est par la cessation de ces deux causes que la séparation des trois élémens et la consolidation de la fibrine ont lieu ; mais ensuite c'est précisément au calorique et au mouvement, augmentés par une maladie inflammatoire, que nous attribuons le même effet qu'au repos et à l'abaissement de température, c'est-à-dire de faciliter la séparation du sang dans ses élémens et la consolidation de la fibrine. N'est-ce pas attribuer aux mêmes causes des effets contraires? Cependant, à l'aide de quelques considérations générales, fort à propos dans ce cas-ci, si l'on fait attention qu'à chaque pas la physique et la chimie nous montrent diversité et contrariété d'effets provenans de causes en apparence identiques, ou qui diffèrent seulement par leur degré d'intensité, il faudra convenir que dans ces cas-là comme dans le nôtre, il y a des causes concomitantes qui déterminent dans les effets des différences qui nous paraissent énormes.

Pour mieux nous faire comprendre, rapportons des exemples. — Un courant d'air un peu rapide ranime et alimente la flamme du combustible sur lequel il est dirigé; un courant trop rapide l'éteint. Comment expliquer cela? Dans le premier cas, une plus grande quantité d'oxigène est fournie au combustible dans un temps donné, et augmente ainsi le calorique et la flamme; dans le second, la rapidité qu'a le courant d'air produit sur la flamme un choc mécanique qui la change de place et s'oppose à l'exercice de son affinité; de sorte que c'est tout comme s'il n'y avait point d'oxigène, et nécessairement la flamme s'éteint sous l'influence de la même cause, le courant d'air, qui semblerait devoir l'alimenter. Il ne paraît pas y avoir là d'autre différence que la plus grande rapidité du courant, et néanmoins il en résulte un effet tout opposé. — Le moindre effort suffit pour ouvrir entièrement une porte à demi fermée; un boulet, doué d'une force d'impulsion infiniment plus grande, la laisse immobile sur ses gonds, mais en revanche il y pratique un trou égal à son diamètre. La cause de cette différence est que le boulet, par la grande rapidité du choc, en a détaché une portion avant même que le mouvement soit communiqué à toute la porte. — La chaleur dilate les corps, le froid les resserre, ce qu'on peut aisément prouver en les mesurant; mais si à une boule métallique on veut comparer une boule molle d'argile, le volume de celle-ci, sous l'action de la chaleur, diminuera au lieu d'augmenter. Mais il ne faudrait pas en conclure que dans un cas le calorique dilate, et que dans l'autre il resserre. Dans la pâte d'argile encore humide, le calorique a été employé à en chasser l'eau par l'évaporation, et comme la présence de l'eau avait augmenté le volume de la boule, il a dû nécessairement diminuer à la suite de cette évaporation. Dans ce cas-ci, il s'agit d'une nouvelle cause qui absorbe le calorique et le fixe dans la vapeur qui se forme et sort de l'argile, de manière à en priver cette substance qui se resserre et éprouve un effet tout opposé. — L'eau en se congélant fait baisser le thermomètre, et en se chauffant elle le fait monter ; l'expérience n'offre pas de fait plus certain. Néanmoins, au moment même où l'on plonge le thermomètre dans l'eau, il peut se faire qu'il arrive précisément tout le contraire, c'est-à-dire qu'il monte dans l'eau qui se congèle, et qu'il baisse dans celle qui bout. Cette expérience contradictoire, observée pour la première fois dans des tubes de verre pleins d'eau, étonna, sans la tromper toutefois, la sagacité des académiciens du *Cimento*, qui surent l'attribuer à l'action subite exercée par le calorique, augmenté ou diminué, sur les parois des tubes. Cependant nous avons vu, il y a environ cinquante ans, un professeur de chimie assez renommé dans l'université qui était alors la plus célèbre en Italie, ignorer la nature du phénomène qu'il observait matériellement et l'explication qui en avait été donnée un siècle auparavant, à un tel point qu'il voulut faire une expérience publique tendante à prouver ce qu'il croyait avoir observé d'autres fois, c'est-à-dire que l'eau bouillante fait baisser le thermomètre et par conséquent diminue le volume des corps plutôt qu'elle ne l'augmente. L'expérience, qui se termina par la rupture du thermomètre, causée par le mercure poussé avec trop de force par le calorique de l'eau bouillante, tourna à la confusion du pauvre homme, qui était réellement le meilleur exemple de ceux dont Bacon a dit : *Perstringunt tantum experientiam et particularia cursim.* — Lorsqu'on observe attentivement l'eau au moment de sa congélation, on la voit baisser sous zéro avant de se consolider, puis elle commence à remonter, et tout d'un coup elle parcourt le reste de l'espace qui la sépare de zéro, mais d'une manière si instantanée que l'œil peut à peine en suivre le mouvement, et voilà l'eau tout d'un coup gelée. Ce

curieux phénomène a été bien connu et parfaitement décrit, il y a déjà cent cinquante ans, par
les académiciens du *Cimento,* qui lui donnèrent
le nom de *salto dell' agghiacciamento* [1]. Dirons-
nous qu'ici la diminution de calorique opère
deux effets opposés, l'un de condenser l'eau en
la faisant descendre au dessous de zéro, l'autre
de la raréfier en la faisant monter jusqu'à zéro, où,
transformée en glace, elle se trouve être plus légère
que l'eau? Non, certainement; et il n'y a dans tout
ceci rien de contradictoire relativement à l'effet
produit par la diminution de calorique. Il faut
reconnaître cependant deux causes concomitantes
qui prennent part à la production du phénomène :
1° la cristallisation subite et instantanée de l'eau;
de sorte que la position réciproque et régulière des
cristaux laissant nécessairement dans la glace une
innombrable quantité de petits interstices, accroît
sa porosité et par conséquent son volume ; 2° le
dégagement, dans la glace, d'une certaine quantité d'air qui se trouvait d'abord renfermé dans les

______

[1] Saut de la congélation

molécules d'eau avec lesquelles il adhérait, et qui, devenu libre, concourt aussi à augmenter la porosité de la glace. On peut s'en convaincre aisément, au reste, en voyant ces bulles semblables aux bulles d'air du cristal qu'on aperçoit dans la glace quand on y regarde au grand jour. Cependant cette raréfaction de la glace, à proprement parler, n'implique pas contradiction ; et il ne faut pas croire non plus qu'un pareil phénomène soit, ainsi que l'a avancé un savant chimiste anglais, *une anomalie ou une déviation de la nature qui désobéit à ses lois* (1). Toute loi de la matière est et doit être toujours propre à produire le même effet par cela seul qu'on suppose que la cause est la même. Que si d'autres causes agissent en même temps que celle-là, chacune d'elles prend part à la production d'un effet qui ne sera plus unique et simple, mais varié et composé, selon la différence des causes concomitantes, et paraîtra, peut-être

(1) *Revue des progrès de la Chimie, etc.*, par Thomas Brandt, professeur à l'institution royale de Londres. Voyez *Antologia* de Florence, vol. II, page 275, an 1821.

même, tout autre que ce qu'on aurait été en droit d'attendre. Chercher minutieusement dans chaque cas particulier les causes concomitantes pour les rapporter à leurs lois respectives, c'est le but de la philosophie inductive et de l'art expérimental, mais souvent *hoc opus hic labor est*. Du temps de l'académie du *Cimento*, on ne fit guère attention à l'action de la cristallisation comme cause principale de la raréfaction de la glace comparativement à l'eau ; mais on remarqua le développement des bulles d'air, ce qui contribue à la production du même phénomène. Au reste, non seulement aujourd'hui on n'est plus étonné de cette augmentation de volume de la glace, et on ne la regarde plus comme une déviation secrète de la loi de resserrement des corps produit par le refroidissement, mais encore il s'en faut de beaucoup que le phénomène soit considéré comme appartenant exclusivement à la congélation de l'eau. Si l'on en excepte quelques autres liquides qui, en se congélant, ne cristallisent pas, comme, par exemple, les huiles et le mercure, l'augmentation de volume est propre à plusieurs autres corps, tels que le soufre, le fer et autres métaux, lorsque de l'état de fusion par le feu ils passent à l'état solide par le refroidissement. Tous ces corps, dans cette circonstance, cristallisent, et par cela même, en se refroidissant, ils augmentent plutôt qu'ils ne diminuent de volume.

Nous ne discuterons pas ici davantage sur ces phénomènes, du ressort de la physique et de la chimie. Il nous suffit d'avoir cité quelques exemples d'effets contraires produits, en apparence, par la même cause permanente; cela fera mieux comprendre ce que nous allons exposer.

# CHAPITRE XIII.

Application des raisonnemens précédens. — Inductions ultérieures pour déterminer le mode de consolidation de la fibrine. — Demande qui se fait à la manière de Bacon : *prudens interrogatio.*

Iᴌ s'agit maintenant d'appliquer à notre sujet cette doctrine des causes concomitantes propres à varier les effets ; et en démontrant qu'il y a ici concours de ces causes, comme dans les exemples que nous venons de citer, nous détruirons toute espèce de contradiction apparente. Le simple accroissement d'action des deux agens, mouvement et calorique, ne peut par lui même qu'augmenter la quantité de mouvement, le *momentum* imprimé aux élémens hétérogènes de la masse du sang, et par cela même les pousser encore plus à se mêler sans cesse; ce qui, sans rien autre, n'amènerait aucun nouvel effet. Mais ces deux agens, en augmentant de force, exercent sur la fibrine même une autre action particulière, et c'est d'en déterminer la consolidation; ce qu'ils ne font point, ni sur le sérum (qui ne peut être transformé en albumine par aucun mouvement mécanique, mais seulement par une chaleur beaucoup plus forte que celle des corps vivans), ni sur le cruor, qui n'est point coagulable; et voilà comment la fibrine commence déjà à se trouver sous l'influence d'une cause concomitante, outre l'augmentation de la cause première, de sorte qu'il n'est point étonnant qu'il y ait production d'un nouvel effet. Que si l'on veut aller plus loin encore et chercher comment il se fait que l'augmentation du mouvement et du calorique rende la fibrine de plus en plus propre à la consolidation, on peut, ce me semble, sans s'écarter de la vérité, en attribuer la cause à la diminution et même à la destruction complète de l'adhérence, ou forte ou faible, qui existe entre le sérum et la fibrine; diminution et destruction opérées par le surcroît d'action des deux agens, mouvement et calorique. On

peut arriver de cette manière à avancer que le mouvement et le calorique, à un certain degré, se bornent à conserver une agitation intestine dans les
élémens immédiats du sang et à empêcher leur séparation ; tandis que parvenus à un plus haut degré, ils
favorisent la séparation du sérum et de la fibrine,
diminuent et enlèvent enfin l'obstacle qui s'oppose
à la tendance naturelle qu'a la fibrine à se consolider.
La contradiction apparente des effets dans les deux
cas se résume donc en ceci, que l'augmentation de
force des deux agens parvient à vaincre un obstacle
qu'une moindre force n'avait pu surmonter. Il s'en
suit que l'accroissement de ces deux causes, mouvement et calorique, favorise et détermine un effet
qu'on obtient également par la cessation complète
de ces deux causes. Ce double effet, dont l'un est
opposé à l'autre, peut être produit à volonté dans
le sang par le seul mouvement, selon qu'il sera
modéré ou fort. Et en effet, si l'on agite violemment
le sang qu'on vient d'extraire du corps, on détermine promptement la consolidation de la fibrine,
ainsi que nous l'avons tantôt remarqué. Si, au contraire, on agite le sang modérément, au lieu de se

consolider, il reste fluide plus long-temps que si on l'eût laissé en repos, ce que nous avons également remarqué (¹).

Au reste, que la consolidation de la fibrine ait lieu d'une manière ou de l'autre, cela n'infirme point notre induction de la dépendance de l'effet à la cause; induction basée sur des faits clairs et incontestables, c'est-à-dire l'augmentation de force des deux agens sus-indiqués dans l'inflammation, et les effets certains et bien évidens qu'ils opèrent sur la fibrine. Mais on pourrait se demander : supposé que la cause et l'effet soient réellement tels qu'on vient de les déclarer, ne s'ensuit-il pas que cette séparation du sang dans ses élémens, et principalement la coagulation de la fibrine, doit parfois avoir lieu dans le corps vivant et dans les vaisseaux sanguins même pendant la vie, sous l'influence de l'inflammation, et quand précisément le mouvement et le calorique agissent sur le sang avec plus de force? Une pareille demande, si d'autres nous l'adressaient, est vraiment du nombre de

(1) Chap. v.

celles que Bacon a appelées *prudens interrogatio*. Nous y répondrons quand il s'agira d'étudier les effets morbides opérés par l'inflammation dans le corps vivant ; et par la même occasion nous pourrons confirmer de nouveau l'opinion émise sur la séparation du sang en tant que produite par les causes que nous venons de mentionner.

# CHAPITRE XIV.

Trois inductions qui se déduisent de la présence de la couenne
dans le sang. — Remarques.

Par cela même que la triple séparation du sang ou, ce qui revient au même, la formation de la couenne est produite par une maladie inflammatoire, on en tire les inductions suivantes :

1° La présence de la couenne, comme effet, prouve l'existence de la cause, c'est-à-dire l'inflammation.

2° Plus la couenne augmente, comparativement aux deux autres élémens et surtout à la masse du cruor, plus l'action de la cause doit avoir été forte; car, toutes choses égales d'ailleurs, l'effet doit être proportionné à la cause, qui est ici l'inflammation.

3° La force de consolidation de la fibrine provenant de la même cause qui sépare cet élément des deux autres, l'augmentation de force dans la consolidation et dans le resserrement de la couenne est une preuve que l'action de la cause est plus forte, et par cela même la maladie inflammatoire plus intense.

Ces inductions sont justes et incontestables, confirmées par tout ce que l'on observe, la plupart des fois, dans les maladies inflammatoires. Cependant elles ne sont pas également confirmées dans toutes ces maladies, ni dans chacune de leur période, ni dans tous les cas, proportionnellement à l'intensité de la maladie, autant qu'on peut juger de cette intensité par les autres données, dont on ne manque pas. Il y a donc, selon l'expression vulgaire, des exceptions à la règle, et même pas trop rares, ou, pour mieux dire, il y a des cas également dans lesquels d'autres causes agissent conjointement à la cause essentielle, et sont très propres à varier notablement l'effet sous les rapports ou de l'apparition du phénomène, ou de sa durée, ou du degré d'intensité, ou de quelque autre enfin de ces conditions qui doivent ou peuvent l'accompagner. Ces exceptions doivent être bien examinées pour savoir d'abord si elles sont garanties par le fait, afin que la réalité ne soit point ternie par l'exagération ou par l'erreur, et ensuite pour leur assigner les causes particulières d'où elles proviennent, causes qu'on doit tâcher d'éclaircir dans les différens cas, autant que possible. Procédant ainsi dans ces recherches, nous en retirerons beaucoup de profit; et en effet, l'étude de ces exceptions contribuera à confirmer plutôt qu'à détruire ou à infirmer nos inductions générales, ce qui est d'un grand avantage pour la théorie. Et un avantage non moins précieux pour la pratique de l'art, c'est de nous tenir éloignés des deux défauts extrêmes : l'un est de considérer la couenne comme signe complétement faux et par conséquent d'aucune valeur quant à la direction du traitement; l'autre, de la regarder, au contraire, comme indice infaillible de l'existence de l'inflammation, et mesure toujours certaine de son intensité. Nul doute pourtant que dans le premier cas on est plus souvent éloigné de la vérité que dans le second.

# CHAPITRE XV.



Examinons d'abord, parmi ces exceptions, celles qu'on croit appartenir à l'état de santé, et qui constitueraient, si elles étaient réelles, une preuve négative par rapport à la cause; car il s'agit de sang qui, ne provenant point de maladie inflammatoire, donne cependant lieu, dit-on, à la formation de la couenne; ce qui serait en ce cas trouver l'effet où il n'y a point de cause, puisque, selon nous, la couenne est produite par l'inflammation. Voyons comment va se résoudre cette objection, qui paraît de quelque importance. La première exception de ce genre, celle qui est constamment citée par les praticiens, est basée sur le sang de quelques femmes enceintes qui *alioqui sanœ sanguinem sibi in prophylaxim* (par précaution) *mitti curant* (¹); sang qu'on trouve, assure-t-on, couvert de couenne. Mais, avant tout, je ferai observer ici que la chose est beaucoup plus rare que ne le croient De Haen et tous ceux qui s'en tinrent à son opinion plutôt qu'à la juste connaissance des faits. Le sang extrait pendant la grossesse et sans nécessité n'a point de couenne dans la plupart des cas, ou du moins il n'en a pas assez pour qu'elle puisse caractériser l'inflammation. Quelquefois on y voit tout au plus un léger voile mou, réduit à l'état presque de mucosité, et qu'on distingue à peine du sérum par sa couleur; au point qu'aucun médecin expérimenté ne s'aviserait de regarder cela comme une véritable couenne, s'il l'observait à toute autre époque que pendant la grossesse, voir même pendant une autre maladie. Le caillot, en outre, n'a guère de consistance, et le sérum est en petite quantité;

(1) De Haen, *Ratio medendi. De Sanguine humano*, page 39.

tandis qu'on observe très souvent tout le contraire dans les maladies inflammatoires, où le sérum surtout est en abondance. Cependant le médecin ordinaire n'accorde pas à cela une grande importance, ou n'y voit pas un signe analogue à celui fourni par la couenne dans ces mêmes maladies. Que si dans le sang extrait pendant la grossesse, non par pure précaution, ou pour mieux dire follement et sans besoin, mais parce que le cas réellement l'exigeait; si dans ce sang, dis-je, on aperçoit un peu de couenne, ce fait est encore favorable et nullement contraire à ce que nous avons établi précédemment. En effet, il ne s'agit plus ici de l'état de santé; ce n'est pas saigner par précaution mal entendue; ce n'est point purement et simplement à cause de la grossesse : dans ce cas la saignée a été exigée par un certain degré de diathèse de stimulus, diathèse qui n'est pas rare pendant la grossesse et qui est déterminée par les conditions mêmes de la gestation. J'ajouterai ici, toutefois, que pas même dans ce cas on ne trouvera cette couenne propre à l'inflammation de quelque organe. Il peut se faire cependant qu'une saignée bien indiquée et



I

pratiquée pendant la grossesse présente une couenne dure et bien caractérisée, sans qu'on aperçoive aucun symptôme d'inflammation aiguë ; ceci peut faire soupçonner qu'il n'y a pas seulement gestation, mais développement d'une inflammation lente et cachée dans l'utérus ou dans quelque autre viscère ; inflammation qui peut devenir grave par cela même que la grossesse contribue à l'augmenter. C'est au médecin alors à éclaircir de bonne heure le doute, et à s'opposer à la marche de cette inflammation, si elle existe réellement. La présence de la couenne rentre ici dans le nombre des cas où l'on aperçoit la couenne avant même que la maladie inflammatoire soit reconnue. J'ai eu moi-même occasion d'observer plusieurs fois des inflammations latentes commençantes dans quelque viscère, précisément pendant la grossesse, et augmentées par cet état, dans lesquelles une première saignée avait fourni une couenne bien caractérisée, sans toutefois que le médecin y fît grande attention, la considérant plutôt comme effet de la grossesse, que comme effet et signe d'inflammation. L'exploration de la diathèse, faite à temps, me fit voir la réalité et l'intensité de la maladie, à laquelle il fallut opposer un traitement anti-phlogistique efficace; nous en rapporterons tantôt une observation. Quelquefois, au contraire, j'ai vu des saignées pratiquées pendant la grossesse, soit à la suite d'une fausse indication, soit simplement pour obtempérer au désir de la femme enceinte, non seulement ne présenter point de couenne, mais encore être suivies de tristes effets, auxquels il fallut opposer un traitement stimulant, énergique; ce qui prouve, plus que de besoin, qu'il n'y avait point d'inflammation, ni commencement de diathèse sthénique, ni même simple tendance de l'état de grossesse à former couenne dans le sang.

Voici quelques observations relatives à ce que nous venons de dire, et que j'extrais de mes notes. — Je fis saigner, il y a quelque temps, une dame anglaise enceinte de trois ou quatre mois. Outre son état de grossesse, on pouvait la dire encore pléthorique, eu égard à sa copieuse menstruation hors de la gestation. Elle se plaignait principalement d'une grande chaleur et de douleurs aux lombes qui lui étaient survenues pendant un long voyage, qu'elle était forcée d'interrompre maintenant pour se rétablir. Le pouls était fréquent. Certes, la saignée n'était plus de simple précaution, mais nécessaire. Ici l'état de grossesse et plus encore la pléthore et les douleurs aux lombes auraient pu me faire croire que j'aurais trouvé un sang couenneux. Je fis saigner la malade deux fois, et il n'y eut de couenne ni dans l'une ni dans l'autre saignée ; les douleurs aux lombes et les autres incommodités se dissipèrent promptement, et cette dame put continuer son voyage. Il pouvait y avoir couenne même sans grossesse, et il n'y en eût point quoiqu'il y eût grossesse.

Une dame française qui se disait d'un tempérament sanguin, du moins elle le croyait ainsi, se fit saigner copieusement, et de sa propre volonté, dès les premiers mois de sa grossesse, craignant un avortement, ainsi que cela lui étáit déjà arrivé. Lorsqu'elle me consulta, la dyspepsie, l'insomnie et le malaise continuaient comme auparavant, s'ils n'avaient peut-être pas augmenté. Elle me demanda de la faire encore saigner, et je la contentai. Peu de jours après, elle se sentit plus mal que jamais, avec une grande faiblesse dans le pouls et dans les muscles ; je lui conseillai de ne plus penser aux saignées, de prendre plutôt une légère mixture opiacée, de se nourrir mieux qu'elle ne faisait, et de boire un vin généreux. Elle se rétablit et put amener sa grossesse à terme. La saignée que je lui fis pratiquer ne montra point de couenne, et cette dame m'assura que le sang était parfaitement semblable à celui qu'on lui avait extrait auparavant. Quelques saignées encore auraient sans doute amené un fâcheux résultat; car, malgré la grossesse, il n'y avait point diathèse de stimulus. Le cas suivant est de la même nature, mais plus grave.

Une jeune personne robuste, belle et bien nourrie, après m'avoir raconté une série de grands maux qu'elle disait souffrir, me demanda avec instance de la faire saigner. Il ne me parut pas qu'il y eût urgence; néanmoins, considérant sa vigueur, et ne me doutant pas qu'on voulût me tromper, je permis une saignée, à condition pourtant qu'on n'y revînt pas sans ma permission. Quelques jours après, appelé en toute hâte, je la trouvai atteinte alternativement de convulsions et de lipothymie. Dès qu'elle se trouva un peu mieux et put me parler librement, elle m'avoua qu'elle était enceinte, et que la saignée qu'elle m'avait demandée avait été pour tout autre but que pour guérir des maux qui n'existaient pas et qu'elle avait simulés; que non contente de la première saignée qui fut copieuse, elle s'en fit pratiquer deux autres en cachette, et la dernière, faite quelques heures auparavant, avait été abondante, au point de la réduire à l'état où je la trouvais. Pour remédier à cet abus de saignées, il me fallut recourir à l'opium et le continuer long-temps à haute dose. La malade et surtout le chirurgien m'assurèrent que le sang extrait était comme celui d'une personne saine, et la dernière saignée, que je pus moi-même examiner plusieurs heures après, n'offrit pas trace de couenne. La grossesse arriva à bon terme.

Une dame d'une complexion délicate, enceinte de cinq mois, consulta son médecin pour une certaine toux qui commençait à la fatiguer. Il lui prescrivit une saignée, et trouvant le sang couenneux, la rassura néanmoins, affirmant que la couenne devait être uniquement attribuée à la grossesse. Il refusa, par conséquent, de la saigner de nouveau et lui prescrivit je ne sais quel médicament, du reste insignifiant. Un mois après, la malade fut confiée à mes soins. Je m'aperçus qu'il y avait une bronchite chronique ; je la fis saigner quatre fois avant l'accouchement, et lui administrai le kermès minéral à haute dose. Elle accoucha ; il fallut la saigner encore plusieurs fois pendant ses couches, et continuer le traitement long-temps après. La guérison se fit attendre, mais elle fut complète et le sang se maintint couenneux jusqu'à la fin. Si le médecin n'eût pas mal interprété la présence de la première couenne qu'il observa, et qui fut par lui attribuée à la grossesse, la malade n'aurait pas couru le risque de la vie.

Une dame dont le mari était depuis long-temps absent, et que j'avais déjà soignée d'autres fois pour de légères indispositions, vint me consulter pour de violens maux de tête, et pour que je décidasse, avant tout, si elle avait besoin de se faire saigner. Je ne fus point de son avis sous ce rapport, et je l'engageai à se contenter, pour le moment, d'une médecine. Elle insista cependant pour que j'allasse la voir le lendemain. J'y fus, et elle me montra le sang d'une saignée qu'elle s'était fait pratiquer malgré mes conseils, me priant de l'examiner attentivement. Je l'assurai que ce sang ne différait en rien de celui de la personne la plus saine, et que surtout il n'y avait pas la moindre croûte inflammatoire. Elle m'avoua alors qu'elle était enceinte, et ajouta qu'elle pensait que le sang me l'aurait fait connaître. Il fallait que cette grossesse fût amenée à terme secrétement. Au commencement du neuvième mois, je dus prescrire deux saignées, l'une après l'autre, vu que quelques douleurs à l'utérus, accompagnées par un pouls vibrant, me faisaient craindre un commencement de métrite. Dans les deux saignées il y eut formation d'une couenne pas bien épaisse, mais résistante et un peu enfoncée dans le caillot. Peut-être la menace de métrite ne provenait que de l'étroitesse excessive de ses vêtemens. L'accouchement fut laborieux, et les couches longues et pénibles; cependant, après un traitement convenable, cette dame recouvra la santé. La première saignée fut pratiquée malgré mes conseils, lorsque la grossesse n'était point accompagnée par une diathèse morbide, et il n'y eut par conséquent pas de couenne. Les deux dernières saignées, au contraire, furent faites quand la diathèse inflammatoire était évidente, et alors il y eut couenne bien autrement qu'elle ne se montre pendant une simple grossesse.

Pour en finir maintenant sur cette prétendue fréquence de la couenne pendant la grossesse, je n'affirmerai pas qu'on puisse la nier complétement, mais je dirai : 1° qu'elle est bien moins fréquente qu'on ne le croit généralement ; 2° qu'il peut se faire qu'il y ait un travail inflammatoire latent, ce qui n'est pas rare ; 3° assez souvent encore la grossesse est accompagnée par une diathèse sthénique plus ou moins légère, déterminée soit par une pléthore générale, soit par une augmentation de stimulus auquel l'utérus est nécessairement soumis ; 4° que toutes ces conditions réunies pendant la grossesse, tendant à augmenter le stimulus par cela seul qu'elles accélèrent la circulation et augmentent la chaleur, peuvent contribuer à ce que la

fibrine acquière une certaine tendance à se consolider plus qu'elle n'en a en état de santé; ce qui
vient toujours confirmer notre première opinion
sur les causes productrices de la couenne.

Au reste, il serait utile d'éclaircir, par la précision numérique, la question relative à la fréquence
de la couenne pendant la grossesse et indépendamment de la présence de quelque inflammation;
mais la pratique individuelle du médecin ou du
chirurgien ne saurait beaucoup contribuer à obtenir une précision numérique de données, et il est
d'ailleurs peu nécessaire pour nous d'approfondir
cet argument.

# CHAPITRE XVI.

**Autre exception alléguée dans cette matière par De Haen.**
**Examen qui en démontre la faiblesse.**

Une autre exception relative au sang extrait
d'une personne saine et recouvert néanmoins par
la couenne, est fournie, d'après De Haen, par ceux
*quibus ex diathesi crusta sanguinem semper tegit.*
Ici le mot *diathèse* n'offre pas la moindre difficulté
et n'implique point contradiction, car il est employé comme synonyme de *cachexie, dyscrasie.* De
Haen a voulu seulement exprimer par ce mot une
qualité particulière qu'il suppose dans le sang de
certains individus qui offrent une croûte couenneuse, quoiqu'ils soient d'ailleurs à l'état de santé,
et il n'est nullement entré dans son esprit d'exprimer, comme on le fait aujourd'hui par ce même
mot, la diathèse inflammatoire, c'est-à-dire actua-

lité d'inflammation. Le cas donc se rapporte à ceux qui se font saigner à certaines époques de l'année, soit parce qu'ils s'imaginent en avoir besoin, quoique en réalité, à ce qu'ajoute De Haen, ils sont et se croient en parfaite santé; soit que leur maladie présente tout autre caractère que le caractère inflammatoire et dont le sang, dit-on, est *toujours* couvert de couenne. Je ferai d'abord observer à ce sujet qu'il arrive rarement aux médecins de pouvoir examiner le sang de ces personnes saines, mais passionnées pour la saignée, vu qu'ils ne sont pas toujours consultés par ceux qui se laissent dominer par un semblable caprice; et lors même qu'on les consulte, il est rare que dans des cas si peu importans les médecins songent à examiner le sang. Quant à moi, cependant, je puis affirmer d'avoir pu examiner, dans le courant de ma longue carrière médicale, beaucoup de saignées de cette nature. L'occasion m'en a été souvent offerte, même dans ma jeunesse, dans les cloîtres, où l'on faisait généralement usage de ce qu'on appelait purgation printanière, commençant d'ordinaire par une saignée, et dans les hôpitaux, où les pauvres gens venaient, dans la même saison, demander avec instance d'être saignés ; enfin, des cas de cette nature m'ont été fournis également, et en assez bon nombre, par la pratique privée. J'ai cependant vu parfois qu'il y avait dans le sang peu de sérum séparé à la suite de semblables saignées ; ce qui, d'après mes maîtres, indiquait la pléthore. J'ai vu cette séparation être plus abondante, le liquide plus ou moins épais, la couleur plus ou moins foncée, et autres variétés insignifiantes ; mais quant à la couenne (je parle toujours du sang provenant de personnes saines), je ne crois pas en avoir jamais rencontré.

C'est précisément parce que, dans ma jeunesse, les doctrines de De Haen sur cette matière étaient en vogue et faisaient autorité, que j'y regardais avec plus d'attention ; et je puis d'autant mieux me rappeler ce que j'avais vu alors, que de nombreuses observations faites plus tard dans ce même but m'ont constamment amené au même résultat. Loin, par conséquent, de trouver dans ces cas un sang couenneux tel que l'observateur le moins expérimenté peut le reconnaître dans les maladies inflammatoires, quand il y a couenne, je voyais manquer à la fois et la couenne et cette abondante séparation de sérum qui manque précisément dans le sang extrait d'une personne saine. Il n'y avait donc plus de triple séparation dans le sang, phénomène dû au travail inflammatoire. Certainement parmi les personnes qui se font saigner, disent-elles, par pure précaution, de même que chez les femmes enceintes, j'en ai rencontré plusieurs dont le sang était recouvert d'une couenne inflammatoire bien caractérisée. Mais cela ne prouve rien, car ces mêmes personnes, bien examinées, étaient loin de l'état de santé; et les incommodités dont elles se plaignaient, et pour lesquelles elles avaient recours à la saignée, prouvaient suffisamment l'existence de quelque inflammation lente, quoiqu'elle ne fût point reconnue par ceux qui y regardaient superficiellement. Ajoutez encore à cela que le besoin d'une saignée, par simple précaution, se fait ordinairement sentir chez les individus avancés en âge ou chez ceux qui n'aimèrent jamais beaucoup la tempérance; deux circonstances qui, seules ou réunies à des causes concomitantes, sont propres à déterminer un travail inflammatoire lent. Comment peut-on supposer, en effet, que ces personnes se croyant en état de santé, et sans aucun vice caché, aient tant d'envie de se faire saigner d'ordinaire copieusement, et, à les entendre, toujours avec profit? Pour parler donc avec plus d'exactitude, il faut dire que cette *diathèse*, ainsi appelée par De Haen, qui offre *toujours*, dit-il, la couenne sur le sang, loin d'être un état de santé, comme il a pu le croire, doit être considérée comme un certain degré de diathèse lente, sthénique, souvent peu apparente, et qui se présente ou se fait sentir à une époque plus fortement qu'à une autre. Je ne crois pas qu'on puisse autrement admettre le fait, ni l'expliquer d'une manière plus satisfaisante. Au reste, je suis bien loin de vouloir reprocher à celui qui a tant fait pour l'instruction clinique, d'avoir donné comme chose observée ce qu'il n'avait point vu, ou ce qu'il croyait seulement avoir aperçu; lui qui parmi ses belles qualités en eut deux inappréciables et malheureusement trop rares chez les médecins : amour véritable pour son art et noble franchise.

# CHAPITRE XVII.



Il est probable que De Haen a été induit à erreur
sur cette matière, moins sans doute par ses propres
observations, faites peut-être un peu trop vite et
en gros, que par celles qui ont été données avant
lui comme certaines et positives par des hommes
réputés dignes de foi et très versés dans de semblables recherches. Je cite, avant tous, Schwencke,
bien connu par De Haen, qui, quelques années avant
lui, publia son *Hæmatologia*, travail estimable

autant qu'il pouvait l'être sur un pareil argument, dans la première moitié du siècle passé. Relativement à la question qui nous occupe, Schwencke, après avoir averti que la couenne du sang était, de son temps, généralement appelée *croûte pleurétique*, comme si les médecins, par cela même qu'ils la trouvaient la plupart des fois dans le sang des malades atteints de pleurésie, eussent pensé qu'elle était propre à cette maladie plus qu'à toute autre inflammation, il s'exprime en ces termes : *Sæpius tamen quod miratus fui, hominum nullo symptomate noxio , vel morbo laborantium , venis sanguis eductus , crustam inflammatoriam coriaceam et durissimam post perfrigerationem contraxit, in quorum corporibus nulla suspicio quidem inflammationis vel morbi gravioris chronici aderat* [1]. Aucune maladie, aucun symptôme morbide, pas le moindre soupçon d'inflammation ou de maladie grave chronique, et néanmoins un sang qu'on aurait dit extrait sans besoin, ayant une croûte inflammatoire coriace très dure, et tout cela ayant lieu très souvent

[1] Voyez *Hæmatologia , sive sanguinis historia*, pag. 136.

(*sœpius*), voilà des assertions bien positives ; toutefois, nous ne les adopterons pas aveuglément.
Pendant longues années j'ai examiné quelques centaines de saignées par an, et j'affirme ne pas me
souvenir d'avoir jamais vu une couenne inflammatoire, surtout *coriace très dure*, qu'il n'y eût
également inflammation de quelque viscère plus
ou moins intense, aiguë ou chronique. Et d'un
autre côté, lorsque parfois je prescrivais une saignée qui était utile plutôt que nécessaire, car il
n'y avait réellement aucun viscère enflammé, je
ne me souviens pas d'avoir vu la couenne coriace
très dure dont il est ici question. Cependant,
Schwéncke n'est pas le seul de son opinion, et
d'autres observateurs ont avancé à peu près la
même chose. Frédéric Hoffmann dit avoir souvent
vu en Allemagne, surtout chez le peuple robuste de
Westphalie, peuple accoutumé aux viandes salées
et à un pain très lourd, des hommes, très sains
d'ailleurs, ayant l'habitude de se faire saigner à
certaines époques de l'année, donner un sang épais,
noir, facilement coagulable, qui, en se refroidissant, *in superficie serum, instar glutinis concrescens*

*et variegatum exhibet* ([1]). Je veux admettre que ce qu'on nomme ici sérum glutineux se rapporte à une trace quelconque de couenne, cela ne voudra jamais signifier cependant une couenne *coriace très dure*. Et remarquez bien que le même Frédéric Hoffmann, lorsqu'il parle du sang tel qu'il est dans les inflammations de poitrine, dit y avoir un sérum ( car c'est ainsi qu'il nomme ordinairement la couenne) qui, *emisso sanguini, innatat;* mais il le distingue clairement de l'autre en ajoutant *tenax instar glutinis*, ou même *admodum tenax et glutinosum* ([2]). Si maintenant on compare l'assertion modérée de Hoffmann avec l'expression exagérée de Schwencke, on est tenté de croire que la croûte coriace très dure qué ce dernier affirme avoir trouvée dans le sang de personnes saines chez lesquelles il n'y avait pas la moindre inflammation, fut plutôt le produit d'une observation illusoire, ou même une vaine exagération, qu'une réalité bien avérée.

([1]) *Med. nationalis*, tom. III, *De judicio*, etc., pag. 144.

([2]) Voyez tom. III, *De Indiciis sanguinis;* tom. IV et XX, *De Febribus pneumonicis curandis.*

Il faut remarquer ici qu'en parlant du sang des pléthoriques, Hoffmann dit qu'il présente une croûte gélatineuse et tachetée ( *variegata* ); et il ajoute que c'est précisément cette circonstance qui détermine les obstructions des vaisseaux et les inflammations difficiles à vaincre. S'il en est ainsi, il ne faudrait pas penser que ces pléthoriques fussent en état de santé ; il n'y aurait, au contraire, rien d'étonnant que le sang extrait eût offert quelques traces de couenne, indice qu'un travail inflammatoire était déjà commencé. On me demandera peut-être ici ce que Hoffmann a voulu dire par *croûte tachetée* , et je ne saurais mieux répondre qu'en me rapportant à ce que j'ai dit plus haut en décrivant l'aspect de la surface du sang dans les maladies inflammatoires. Ces taches étaient nécessairement ou au dessous, ou au dessus de la surface du sang. Dans tous les cas, je ne vois pas pourquoi Hoffmann voudrait attribuer ce phénomène au sang des pléthoriques. Il est probable que ces taches étaient au dessous de la surface du caillot, puisque ce sont celles qui appartiennent réellement à la masse du cruor, tandis que les autres sont indépendantes de

cette substance, et l'on peut les enlever assez facilement par un léger frottement. J'ajouterai encore
que si elles étaient au dessous, ce qui paraît hors
de doute, la couenne qui s'y trouvait superposée
devait être bien mince, puisque nous avons déjà
démontré que ces taches sont formées par la transparence d'une mince couenne qui laisse apercevoir
au dessus d'elle quelques portions irrégulièrement
saillantes de cruor. Il est certain cependant que
cette surface, ainsi caractérisée par Hoffmann, soit
qu'elle appartienne au sang des pléthoriques,
comme il le dit, soit qu'elle se forme sur un sang
provenant d'une légère inflammation, comme je
le crois, est une réalité clairement démontrée, et
l'observateur attentif a souvent occasion de la
vérifier.

Nous ne pouvons pas en dire autant de toutes
les autres qualités attribuées au sang par des praticiens célèbres ; ainsi, par exemple, du sang *semper fere impurus*, que Baillou attribue aux jolies
femmes, *formosissimis mulieribus*, et à d'autres
individus dont les viscères, malgré ce sang impur
extrait pendant la maladie, furent trouvés parfai-

tement sains à l'autopsie. Il en est de même de ce sang impur, ainsi appelé par Maurice Hoffmann, propre, dit-il, à conserver la vie plus long-temps que le sang pur ; et de l'autre, au contraire, qui, *in quibusdam corporibus optimus ad sensum, pessimus est*. Toutes ces dénominations, ainsi que plusieurs autres, n'ont jamais été clairement exprimées ni décrites avec justesse par leurs auteurs; et il ne pouvait au reste en être autrement, par cela même que leur mode d'observation, mal dirigé, ne devait les amener à aucune réalité.

Il nous reste encore une considération plus importante peut-être que les autres, et c'est qu'en indiquant l'augmentation du mouvement et du calorique, dans le corps vivant, comme cause déterminant la triple séparation du sang, on ne prétend pas pour cela que cette augmentation soit seulement le produit de l'inflammation. Cela est si vrai que ces mêmes agens augmentés jusqu'à un certain degré produisent le même effet sur le sang hors du corps, ainsi que nous l'avons déjà remarqué en son lieu. D'où il suit que si dans le corps vivant, même sans inflammation d'un viscère, une de ces causes ou toutes les deux réunies agissent avec plus d'intensité que d'ordinaire, elles devront produire un effet analogue. Si, par conséquent, dans le sang de personnes saines ayant des tuniques artérielles comparativement plus fortes et par cela même capables d'imprimer une plus forte impulsion au sang contenu, on trouve quelquefois un peu de couenne, ce qui n'a pas lieu dans le plus grand nombre de cas, ce phénomène, loin d'infirmer, confirme davantage le principe que nous avons établi, car la même cause doit toujours produire le même effet. On peut en dire autant pour d'autres exceptions que l'on met en avant et qui se résolvent de la même manière; comme, par exemple, lorsqu'on trouve de la couenne dans le sang des animaux extrait après des courses fatigantes, ou après de grands efforts musculaires. Tout cela ne fait que confirmer toujours davantage l'action des causes auxquelles nous avons attribué la production de la couenne. Il en est encore de même du sang couenneux qu'on trouve chez les soldats, après de longues marches, les campemens et les fatigues extraordinaires de la guerre. Nous ajouterons encore à cela l'abus des liqueurs spiritueuses, l'insolation et même les causes propres à produire les rhumatismes inflammatoires. Ici encore le phénomène se réduit, à la différence près du degré, à celui de l'agitation artificielle du sang hors des vaisseaux. Il faut encore noter une probabilité, et c'est que, de même qu'il y a des parois artérielles plus fortes et d'autres plus faibles, il peut y avoir des sangs qui, outre les différences ordinaires, présentent une nouvelle différence dans l'aptitude de la fibrine à se contracter. C'est ainsi que dans certains cas, toutes circonstances égales d'ailleurs, la fibrine obéirait plus promptement et plus fortement à la cause qui produit sur elle cet effet, tandis que dans d'autres, au contraire, elle n'y obéirait que plus lentement et plus faiblement. Mais ici l'observation ne pourra jamais amener à la certitude, beaucoup moins encore à une appréciation numérique rigoureuse, ni fournir aucune donnée qui puisse nous faire prévoir ce que nous venons d'exposer; mais la conjecture reste toujours au rang des probabilités.

Enfin, nous ferons observer que lors même qu'on ne saurait pas se rendre entièrement raison de ces différences qu'on peut regarder, si l'on veut, comme accidentelles, la conclusion logique irrécusable est que nous pouvons, à la rigueur, en ignorer les causes génératrices, mais on ne peut pas nier que l'apparition de la couenne est un fait journellement démontré dans la plupart des cas où ont agi les deux causes qui produisent cette couenne, ainsi que nous l'avons déjà prouvé.

Voici quelques observations relatives à ce que nous venons d'exposer. — Dans le printemps de l'année dernière (1834), quelqu'un de ma connaissance, habitué à se faire saigner au moins à cette époque, me parla du besoin qu'il éprouvait d'une évacuation sanguine. Il souffrait de rhumatismes sans fièvre, et environ un mois auparavant je lui avais conseillé de se servir du sulfate de quinine, dont il prenait douze grains par jour, et, à ce qui lui paraissait, avec un bon résultat; je regardais cependant la dose comme trop faible relativement au besoin qu'il en avait; son sang examiné était sans couenne et avait fourni peu de sérum. Cette personne n'offrait certainement pas le moindre signe d'inflammation dans aucun viscère ; les douleurs rhumatismales étaient vagues ; néanmoins il est évident que le malade se trouvait déjà sous l'influence d'un certain degré de diathèse de stimulus, puisqu'il avait retiré quelque avantage de l'emploi du sulfate de quinine, et puisque c'est en portant la dose de ce remède, qu'on continua pendant plus de deux mois, à un scrupule par jour, qu'il se trouva complétement guéri. Le pouls s'était maintenu dans l'état normal.

Un jeune homme âgé d'environ vingt ans, scrofuleux depuis sa naissance, prenait un demi-scrupule, et parfois plus, de muriate de baryte par jour, sans en être aucunement incommodé. Il désira que je le fisse saigner ; ce qui fut fait, et le sang n'offrit ni couenne, ni abondance de sérum. Le pouls était un peu plus fréquent que d'ordinaire, et la diathèse de stimulus n'était pas des plus légères, puisque par la suite ce jeune homme a pu tolérer trente grains de muriate de baryte par jour, et continuer un pareil traitement pendant assez long temps.

Une dame, très grasse et bonne mangeuse, me consulta au commencement de l'été passé (1835), pour savoir si elle pouvait se faire saigner à cette époque, puisqu'elle était habituée à une saignée au commencement de tous les printemps, et que cette année, se trouvant en voyage, elle n'avait pas pu encore la faire pratiquer. Elle ne se plaignait que de pesanteur dans les membres et de manque d'appétit. Je consentis à ce qu'elle désirait, d'autant plus qu'en Angleterre on lui avait conseillé de ne point négliger cette soi-disant habitude qu'elle avait de se faire saigner toujours à pareille époque. Il n'y eut point de couenne ni beaucoup de sérum. Elle ne sut pas me dire comment on avait trouvé le sang des autres saignées qu'on lui avait pratiquées; cependant son médecin, ajouta-t-elle, attribuait le besoin qu'elle avait de se faire saigner, à l'état pléthorique.

Il y a quelques années qu'un de mes parens, au delà déjà de la soixantaine, aimant à bien manger et à beaucoup boire, me demanda d'examiner l'état de son pouls, pour voir s'il avait ou non besoin de se faire saigner, ainsi qu'il en avait l'habitude une fois ou deux par an. Le pouls était plein et conforme à son tempérament fort et robuste. Il me pria aussi d'aller le lendemain examiner le sang, car il lui semblait d'en avoir plus besoin que les autres fois. Je n'y trouvai pas la moindre couenne; cependant il se trouva soulagé de la céphalalgie qu'il souffrait auparavant, et n'insista pas pour une seconde saignée. Je lui recommandai pour quelques jours d'user modérément du vin, mais il me protesta qu'il ne pouvait m'obéir, vu qu'il était habitué, après la saignée, à boire du meilleur vin pour remplacer par du *sang bon* tout le mauvais sang qu'il avait perdu. Telle était sa théorie et sa pratique. Il vécut encore quelques années, jouissant d'une bonne santé. J'aurais cru, dans ce cas, que le sang dût présenter un peu de couenne; mais ni une constitution athlétique, ni le pouls fort, ni une nouriture trop abondante ne purent contribuer à la produire. Il est vrai de dire cependant qu'il n'avait jamais été sujet à aucune inflammation, et tous ses maux, pendant toute sa vie, s'étaient bornés à quelques fièvres légères, de celles qu'on nomme gastriques.

Un de mes amis, gras et robuste, ayant habi-
tuellement le pouls plein, me demanda si je ne
pensais pas qu'une saignée lui serait utile. Tout en
promenant avec lui, je m'aperçus qu'il avait la respiration un peu gênée et de temps à autre un peu
de toux; néanmoins il pouvait continuer ses occu-
pations ordinaires. Je l'engageai à se faire saigner
le plus tôt possible. L'ayant vu, par hasard,
quelques jours après, se livrer encore à ses occu-
pations avec la même difficulté de respirer, et
toujours avec un peu de toux, il me dit qu'on
l'avait saigné et que le sang avait fourni un bon
travers de doigt de couenne. Son pouls étant encore
aussi fort qu'auparavant, je lui conseillai de répéter
la saignée et de ne pas l'oublier. Il me répondit
qu'il était bien convaincu, par expérience, que son
sang avait toujours formé couenne, comme cela
lui était arrivé bien d'autres fois, sans pourtant avoir
été exposé à aucune suite fâcheuse en négligeant
une seconde saignée. Je n'étais point son médecin,
et plusieurs jours s'écoulèrent sans que j'entendisse
parler de lui. Cependant, trop confiant dans sa
propre opinion, il fut atteint par une pneumonie

bien grave, que le médecin ne put vaincre que par un bon nombre de saignées. S'il m'eût écouté lorsque je lui parlais de cette couenne, qu'il avait refusé de reconnaître comme signe d'inflammation, je lui aurais prouvé qu'il s'agissait ici de la diathèse, ainsi appelée par De Haen, qui, même à l'état sain, donne lieu à la formation de la couenne dans le sang. Quant à ce qu'il m'affirmait relativement à l'apparition de la couenne sur son sang sans maladie inflammatoire, j'en doute beaucoup, d'autant plus qu'il était sujet à de fréquens catarrhes, assez graves parfois, qu'il fallait traiter par les saignées.

Je pourrais rapporter ici plusieurs cas analogues auxquels je n'ai guère fait attention que dans ces derniers temps ; mais ceux que nous venons de citer suffiront sans doute pour engager les médecins à ne point négliger ceux qui leur sont offerts journellement par leur pratique. On pourra ainsi recueillir des matériaux suffisans pour décider, d'après les faits , si le phénomène de la formation de la couenne sur le sang des personnes exemptes d'inflammation et de fièvre et réellement saines, est fréquent ou rare , ou s'il n'a peut-être jamais lieu. Au reste , lors même que ceci se passerait quelquefois autrement que je le pense , j'ai prouvé plus haut que cela ne détruirait en rien les faits contraires qui sont plus évidens et plus nombreux , ni les justes inductions qui en dérivent.

# CHAPITRE XVIII.

Exceptions qui dérivent de faits positifs relativement à la cause qui les produit. Couenne qui manque au commencement des maladies inflammatoires. Explication. Quelques autres anomalies réduites à leur juste valeur.

APRÈS avoir démontré le peu d'importance qu'ont ces exceptions, qui se résument, au reste, en faits négatifs, disons deux mots des autres qu'on devrait réellement considérer comme faits positifs relativement à leur cause. On prouverait donc par ceux-ci que, la cause existant, c'est-à-dire l'inflammation, il n'existerait point d'effet, c'est-à-dire la couenne; il arriverait, par conséquent, ici tout le contraire de ce que nous avons vu tantôt : il y aurait la cause sans l'effet. Le fait le plus remarquable qu'on puisse citer à ce sujet, c'est que la couenne manque souvent au commencement des maladies quoique inflammatoires, et tellement inflammatoires, que, parcourant leurs périodes et augmentant d'intensité, elles finissent alors par laisser paraître la couenne qu'on ne voyait pas auparavant, quoique la maladie se fût déjà déclarée. Je soutiens également que ce fait est fréquent; mais je ne puis lui accorder aucune valeur démonstrative dans la question qui nous occupe. Pour qu'un effet ait lieu à la suite des causes propres à le déterminer, il faut que ces causes aient pu agir assez de temps pour le produire. Mais une maladie inflammatoire à son début est, comme tant d'autres, légère, ou du moins pas aussi intense qu'elle le devient par la suite. Le pouls, la chaleur et les autres symptômes ne sont point d'abord tels qu'ils se montreront lorsque la maladie aura atteint son plus haut degré d'intensité. La capacité morbide elle-même ne se montre pas de suite à ce degré auquel elle parvient après. Pourquoi s'étonner, d'après cela, si la couenne suit la même marche et ne paraît point au commencement d'une maladie, mais seulement à mesure que l'intensité de celle-ci augmente? Ce qui veut dire qu'au début de la maladie, la quantité de la cause ne suffit point encore à la production de l'effet. Nous ne nous étendrons pas davantage sur cet argument, nous réservant d'y revenir plus tard lorsque nous chercherons à expliquer la *génèse* de l'inflammation.

On cite également d'autres anomalies : la couenne se forme ou ne se forme pas; tantôt en petite quantité, et tantôt abondamment dans le cours de la même maladie; elle paraît en plus ou moins grande quantité dans le sang d'une même saignée, si, au sortir de la veine, on le reçoit dans divers récipiens; anomalies déjà notées par De Haen, qui fut le premier à répandre le pyrrhonisme médical sur l'indication que la pratique peut utilement retirer de la présence de la couenne. Depuis lors beaucoup de médecins n'ont tenu aucun compte de cette indication, et l'ont regardée comme phénomène accidentel, n'ayant pas un rapport nécessaire avec l'état inflammatoire pour pouvoir en indiquer la présence certaine, ou les différens degrés d'intensité. Mais enfin toutes ces anomalies, comme toutes celles au reste qu'on pourrait trouver à ce sujet, ne prouvent autre chose si ce n'est que la diversité de circonstances, même peu importantes, peut produire une diversité de résultats dans un phénomène délicat et compliqué, tel que celui de la triple séparation du sang opérée par l'inflammation. Je crois cependant qu'en y regardant avec beaucoup d'attention, on verra que le nombre des anomalies diminue, si l'on parvient surtout à leur assigner leurs causes respectives. Dans tous les cas, il faudra se convaincre que les exceptions, lors même qu'elles sont inexplicables, ne détruisent point la généralité d'un fait, et ne nuisent nullement aux causes qu'on lui assigne. Dans le *Dictionnaire abrégé des Sciences médicales*, qu'on a publié dans ces derniers temps, on lit sur cet argument, à l'article *couenne,* ce qui suit : *Il paraît donc que la couenne du sang n'est autre chose que la surface du caillot lui-même, modifiée par l'action de l'air, qui la frappe et la dessèche en quelque sorte.* Ce qui n'est qu'une simple supposition dénuée de fondement et qui ne mérite même pas l'honneur d'une réfutation. Nous ne la rappelons ici que pour faire voir comment se trompent de nos jours des hommes de mérite sur une matière qui est toute d'une observation aussi simple que facile. Il est vrai aussi que regarder n'est pas observer, et il peut se faire encore que celui qui a défini ainsi la couenne, n'y ait pas même regardé.

# LIVRE DEUXIÈME.



## GENÈSE DE L'INFLAMMATION.

## CHAPITRE PREMIER.

Différence essentielle entre les parties du corps qui sont enflammées et celles qui ne le sont pas. On ne peut les observer chez le vivant que sur un seul point. Réseau de vaisseaux capillaires engorgés de sang, condition essentielle. Inflammations viscérales sur le cadavre. Remarques.

Après avoir considéré les différences que l'inflammation produit dans les élémens immédiats du sang, tels qu'ils se montrent en sortant des vaisseaux, comparativement aux phénomènes propres à ce même sang à l'état sain ou pendant une maladie tout autre que l'inflammation, il s'agit de chercher la différence essentielle qui existe dans une même partie du corps, selon qu'elle est ou n'est pas enflammée. Il est impossible, chez l'homme vivant, de faire des recherches de cette nature sur aucune des parties internes enflammées, car elles sont renfermées et complétement cachées à l'œil de l'observateur. A l'extérieur la peau seulement, où elle est enflammée, permet un examen qui n'est pas entièrement stérile; mais soit à cause de son épaisseur, de sa consistance et de sa structure compliquée, soit encore parce que ses vaisseaux capillaires rampent plutôt sur sa face interne que sur l'externe, qui est en outre recouverte par l'épiderme, la peau seule, dis-je, ne laisse pas tout voir, et rien surtout de ce qui serait le plus essentiel d'examiner, c'est-à- dire les vaisseaux à nu dans lesquels l'inflammation a son siége. Il y a cependant une partie sur la surface du corps vivant qui se trouve à découvert et est la seule propre à cette observation comparative : c'est la face antérieure de l'œil recouverte par la conjonctive, sur laquelle les capillaires sanguins se montrent très distinctement. On en voit peu et très déliés lorsque l'œil est sain; mais, dès que l'inflammation s'y est manifestée, on les voit de suite augmenter de nombre et de diamètre. Dans ce qu'on nomme *chemosis*, qui est le plus haut degré de l'inflammation de la conjonctive, en y regardant d'une certaine distance, la surface enflammée paraît uniforme, toute d'un rouge vif uni comme un drap écarlate et peut-être même plus foncé. A mesure qu'on y regarde de plus près, et mieux encore si l'on se sert d'une loupe, on voit ce rouge, qui semblait tout uni, de plus en plus séparé en autant de fils distincts, plus ou moins minces, et entrelacés entre eux de plusieurs manières différentes, formant ainsi par leur réunion une espèce de réseau très fin et très serré; ces fils sont autant de vaisseaux capillaires qui, engorgés et distendus par le sang qu'ils contiennent, sont devenus visibles là où on ne les voyait pas d'abord et où l'on n'aurait pas même pensé qu'ils existassent. Et dans les cas très graves, cette distension des vaisseaux, opérée par le sang qui s'y trouve accumulé, est telle, que toute la membrane est visiblement gonflée. Ici donc sur une membrane vivante, telle que la conjonctive, il est permis à un observateur, si peu expérimenté qu'il soit, de voir les quelques ramifications vasculaires qu'elle montre à l'état sain, et le grand nombre qu'il en paraît, parmi lesquelles il y en a d'assez grosses, lorsque cette membrane est enflammée ; ramifications qui, toutes réunies, forment un réseau inextricable de capillaires sanguins. Et c'est ici la seule partie du corps vivant où les deux différentes conditions peuvent être vues et comparées, quoiqu'à différentes époques.

Or, c'est précisément dans ce *réseau de ramifications capillaires* distendues par le sang qui s'y accumule et qui fait paraître les parties sur lesquelles le phénomène a lieu plus rouges que d'ordinaire, c'est dans ce réseau que gît la première différence essentielle entre les parties enflammeés et celles qui ne le sont point. Tumeur, douleur, pulsation, augmentation de chaleur, tous les symptômes enfin de l'inflammation locale, tels qu'on les trouve dans les livres de chirurgie où l'on traite de cette matière et où l'on décrit le phlegmon, sont tous produits par ce réseau ou engorgement capillaire à la suite duquel ils existent, et sans lequel il ne peut y avoir ni tumeur inflammatoire, ni douleur, ni pulsation, ni augmentation de chaleur, autant, du moins, que tous ces symptômes peuvent appartenir exclusivement à l'inflammation. Au reste, on ne peut bien vérifier l'existence de ces phénomènes que dans l'inflammation de la peau où l'observateur voit la tumeur et peut facilement sentir la chaleur et la pulsation. Il n'en est pas de même des inflammations viscérales, invisibles à l'observateur et qu'on ne peut reconnaître que par quelques symptômes remarquables. Nous ajouterons même que c'est précisément parce que l'on a trop exclusivement considéré ce que l'inflammation de la peau offre de visible et de palpable, dont on a voulu en faire la base de tout raisonnement sur cette matière, qu'on a négligé de chercher l'engorgement vasculaire que la peau, au plus haut degré même d'inflammation, ne laisse point paraître au dehors ; ce qui a fait méconnaître l'action principale qu'a cet engorgement dans la marche de cette fonction morbide. Mais, voulant indiquer seulement ici cette différence essentielle, nous n'irons pas plus loin et nous reviendrons plus tard sur les causes de l'engorgement inflammatoire, ainsi que sur les effets qui en proviennent.

Dans l'inflammation des viscères on ne peut examiner le lacis ou réseau vasculaire, siége de l'inflammation, que sur le cadavre. Alors l'identité parfaite des capillaires sanguins chez le vivant, tels qu'on les aperçoit dans la conjonctive enflammée, et l'identité de ceux qu'on trouve après la mort dans quelque viscère également enflammé, les uns et les autres engorgés du sang qui y a été poussé par l'inflammation, laissent voir la parfaite identité de ce qui constitue l'inflammation dans les deux cas. Il doit y avoir différens degrés dans l'intensité de la couleur rouge, selon la quantité des capillaires engorgés et l'intensité de l'engorgement, ce qui dépend de la violence de l'inflammation; il doit y avoir aussi des différences de couleur dans les membranes que les vaisseaux parcourent, lorsqu'elles n'ont pas, comme la conjonctive, une belle couleur blanche fournie par la sclérotique qu'on entrevoit à travers le réseau capillaire; enfin

il y aura des différences dépendantes de la présence d'une humeur quelconque ou de circonstances particulières, qu'on ne saurait déterminer
d'avance; mais ce ne sont, à proprement parler,
que des différences de quantité accidentelles et
nullement essentielles. Ainsi donc, dans le premier cas, le premier phénomène auquel il faut
faire attention s'offre à l'œil nu sur un organe
vivant; dans le second, nous trouvons dans les
vaisseaux capillaires du cadavre, tels qu'ils restent
engorgés par le sang que l'inflammation y a poussé
pendant la vie, nous trouvons la preuve évidente et
irréfragable, ainsi que les traces, c'est-à-dire les
effets matériels d'une inflammation qui a existé.
La mort ne détruit point ou ne dérange guère ce
travail inflammatoire; elle le suspend seulement,
et laisse tout ou presque tout comme cela était
auparavant.

Le péritoine, qui tapisse la face externe des intestins et des autres viscères abdominaux et la paroi
interne du ventre; la plèvre, qui se comporte de la
même manière avec la cavité du thorax et la surface des poumons; les méninges, qui enveloppent

le cerveau, la moelle allongée, la moelle épinière et les nerfs qui sortent de ces organes; la membrane qui recouvre la surface interne de la trachée et descend dans les ramifications des bronches; en un mot, toutes les membranes sur lesquelles les vaisseaux capillaires sanguins se ramifient, et particulièrement celles qui ont une certaine blancheur, si ce n'est pas autant que la conjonctive, qui laisse apercevoir la couleur argentine de la sclérotique sous-jacente, assez du moins pour qu'on puisse bien voir l'engorgement de leurs vaisseaux capillaires; toutes ces membranes, dis-je, sont propres à démontrer, sur le cadavre, ce premier travail de l'inflammation. Cette inflammation donc, autant que peut en juger l'œil explorateur, consiste en ce que, dans la partie enflammée on voit une très grande quantité de ramifications et réseaux capillaires, qu'on croirait presque (ce qui n'est pas) multipliés et nouvellement formés, qu'on n'aperçoit point à l'état sain; tandis que les vaisseaux qu'on apercevait déjà auparavant, ont maintenant augmenté de diamètre par suite de la nouvelle quantité de sang qui y a été poussée, et ils se trouvent parfois considérablement dilatés. D'où l'on peut déduire, comme nous le verrons ailleurs, que les autres vaisseaux capillaires plus minces, qui semblent de nouvelle formation, sont ceux qui avant l'inflammation ne recevaient qu'un très petit filet de sérum diaphane avec peut-être quelques globules rouges, mais certainement en trop petit nombre pour produire la moindre opacité. Et voilà pourquoi les vaisseaux capillaires, qui sont déjà eux-mêmes diaphanes à cause de leur extrême ténuité, se cachent, avec le liquide contenu, au regard de l'observateur.

# CHAPITRE II.

Doctrine do Bichat sur la disparition de la rougeur dans les cadavres d'individus qu'on dit avoir succombé à la suite d'une inflammation viscérale. Différence d'effet établie par lui, selon que l'inflammation a été aiguë ou chronique.

J'ai affirmé que la mort ne détruit point, ni ne dérange guère l'engorgement de sang dans les capillaires, premier et principal travail de l'inflammation pendant la vie. Ce travail, par cela même qu'il persiste encore après la mort, devient un sujet bien digne d'observation et offre des inductions qui ne sont point problématiques, mais évidentes, irrécusables. Néanmoins, mon assertion absolue ne pouvant pas s'accorder avec les exceptions graves admises sur ce même sujet par Bichat

et ses disciples, il est utile de profiter de cette occasion pour bien examiner et éclaicir une question
très importante pour l'anatomie pathologique,
comme pour la médecine pratique. Il est, en effet,
de toute nécessité que, dans chaque cas particulier,
le médecin puisse, dans ses observations nécros-
copiques, juger sainement de la réalité de l'inflammation qui a préexisté dans le vivant et se conserve
toujours sur le cadavre, et qu'il ne se laisse pas
induire en erreur par des raisonnemens illusoires,
ni par l'autorité d'adversaires peu habiles ou peu
sincères. Nous parviendrons ainsi à dévoiler une
fausse doctrine qui commence à être adoptée et
accréditée même parmi nous, par le seul motif
qu'elle est propre à cacher, sous le voile des subtilités physiologiques, l'erreur la plus grave qu'on
puisse commettre dans la pratique de notre art :
celle de persister, sans interruption, dans un traitement très actif lorsque la diathèse aurait exigé
précisément tout le contraire ; diathèse qui fut mal
jugée dès le commencement, ou qui a été complétement changée, dans le cours de la maladie, par
l'excès du traitement. Et c'est alors précisément

qu'on veut tirer, de l'observation faite sur le cadavre, des inductions qui déposent en faveur du traitement employé, tandis que l'observation démontre tout le contraire. Cela nous apprendra aussi comment on peut faire une juste application de la logique inductive à l'anatomie pathologique; application qui n'est rien moins que facile, et souvent si malheureuse, qu'elle devient source d'erreurs pour la science, de corruption pour l'art, et de blâme et mépris pour le praticien. Je me charge d'un fardeau bien pénible, et vraiment *onus magnum suscipio,* je le sens bien; mais la réalité du fait, l'honneur et l'utilité de l'art ne me permettent pas de m'y soustraire.

Bichat affirme avoir observé que le péritoine, par exemple, ou la plèvre peuvent avoir été enflammés sur le vivant, sans qu'on en ait trouvé la moindre trace sur le cadavre, tandis que d'autres fois on les trouve réellement avec une coloration sanguine plus intense que dans l'état normal, et il en donne pour cause la cessation de l'irritation locale. D'après lui, en effet, c'est cette irritation qui a retenu le sang dans les vaisseaux capillaires

de la partie enflammée, pendant la vie ; mais une
fois la vie éteinte, et l'irritation ayant cessé avec
elle, toute trace de sang disparaît. Il fait, en outre,
une distinction entre l'inflammation aiguë et l'inflammation chronique, en ce que la première laisse
voir sur le cadavre moins souvent que la seconde la
partie rougie et engorgée. Il cite encore ici, comme
exemple, la plèvre et le péritoine : d'après lui, si
ces membranes ont été atteintes d'inflammation
*aiguë*, il peut se faire qu'après la mort le sang dispa-
raisse, et la partie morbide reste décolorée comme
si elle n'eût jamais été enflammée; si, au contraire,
il y a eu inflammation *chronique*, alors la partie
affectée se montre assez souvent rougie par le sang
qu'elle contient encore. Bichat indique également
la cause spéciale de cette différence du premier
cas au second, c'est-à-dire de l'état aigu à l'état
chronique, et c'est que pendant la longue durée
de l'inflammation chronique, le sang doit, pour
ainsi dire, avoir imbibé les parties solides, s'iden-
tifiant avec elles et formant un tout, comme il
le fait avec les muscles qui, ajoute-t-il, se colorent
en rouge de cette même manière.

# CHAPITRE III.

Réfutation de la doctrine de Bichat sur cette matière. Irritation , mot vague. Son application amène à une erreur de logique. La distinction de Bichat entre l'inflammation aiguë et chronique ne saurait être admise. La coloration en rouge des muscles n'est point applicable au cas d'inflammation chronique.

Examinons : et d'abord, voyons en quoi consiste cette irritation , quelle est cette force et comment elle opère. Le mot irritation est , à dire vrai, de nos jours et au milieu de cet abus monstrueux de néologisme médical , une ambiguité , un mot à plusieurs significations. Mais, dans le cas dont il est ici question, quel sens faut-il lui donner rigoureusement ? Il s'agit de vaisseaux capillaires sanguins engorgés outre mesure ; si l'on suppose que l'irritation ait été, pendant la vie, cause de l'engorgement, de quelque manière que l'on conçoive la chose, elle ne peut avoir agi qu'en déterminant une très forte contraction dans les vaisseaux capillaires. Mais comment se peut-il que la contraction déterminée dans les vaisseaux capillaires puisse produire un engorgement de sang dans ces vaisseaux, si la contraction elle-même diminue leur calibre et augmente la circulation ? Circonstance qui, loin de faciliter l'accumulation du sang dans les vaisseaux, doit au contraire contribuer tout à la fois à ce qu'il en soit chassé plus tôt, et qu'il ne puisse pas, par conséquent, les engorger. Il suffit, pour toute démonstration, de citer les observations de Spallanzani faites sur la circulation du sang dans les grenouilles, où il a vu qu'à la suite de la contraction des petits vaisseaux, le mouvement du sang qu'ils contiennent devient plus rapide. On prétend encore que c'est parce que la mort vient mettre un terme à l'irritation, que le sang dégorge des vaisseaux qui en étaient auparavant remplis, ce qui semblerait être prouvé par le grand axiome que la cause n'existant plus, il ne doit pas y avoir d'effet ; mais il n'en est point ainsi. Le dégorgement nécessite un mouvement ; or, on pourra attribuer à la cessation de la cause qui a produit l'engorgement, que cet engorgement n'augmente pas, mais jamais qu'elle le dissipe. Pour que l'engorgement se dissipe, il faut que le sang abandonne les capillaires dans lesquels il est ; ce qui ne peut arriver qu'autant qu'une force quelconque l'en chassera, et le fera passer d'un endroit à un autre. Mais ce ne sera point une force vitale, puisque cela arrive après la mort. Sera-t-elle une force de gravité, ou une force chimique, ou mécanique, ou autre ? Nous ne chercherons pas ici à discuter sur chacune de ces suppositions, car ce serait perdre du temps dans des discussions oiseuses ; mais nous affirmerons, dès à présent, qu'attribuer à la cessation de l'irritation la disparition du sang, après la mort, des vaisseaux capillaires qu'on supposait en avoir été engorgés pendant l'inflammation, c'est faire une erreur de logique, ou, pour mieux dire, c'est méconnaître le fait le plus clair et le plus positif. Ce fait, comme on peut le voir très aisément, consiste en ce que, sur le vivant comme sur le cadavre, le travail inflammatoire se montre dans la quantité de sang et dans la distension des capillaires des parties enflammées. Dans le vivant, l'exemple rapporté tantôt de la conjonctive, lorsqu'elle est enflammée, ne laisse aucun doute ; dans le cadavre, la plupart des cas, et disons même la presque totalité, nous prouvent également ce fait. Le petit nombre donc de cas formant exception doivent avoir leurs causes exceptionnelles, si le fait est vrai ; mais parmi ces causes exceptionnelles, il ne peut pas y avoir celle avancée par Bichat. Nous verrons plus loin quelles sont ces causes ; mais d'abord disons quelques mots sur la distinction établie par Bichat entre l'inflammation aiguë et l'inflammation chronique.

Il prétend que l'inflammation aiguë est celle qui, sur le cadavre, laisse plus fréquemment voir vides de sang les vaisseaux capillaires d'une partie qui fut enflammée chez le vivant. Supposons la chose réelle ( et nous verrons par la suite qu'elle ne l'est pas ) et admettons-la pour un moment. Cela signifierait seulement que les causes qui peuvent, en ce cas, induire en erreur l'observateur, sont plus fréquentes dans les inflammations aiguës, par cela même que ces inflammations sont plus fréquentes que les inflammations chroniques, et qu'on a plus souvent occasion d'en examiner les effets sur le cadavre. Ainsi, par exemple, les pneumonies sont en plus grand nombre que les phthisies pulmonaires, qui ne sont, au fait, qu'une inflammation chronique. Affirmer ensuite que, dans les inflammations chroniques, la couleur est plus facilement conservée après la mort que dans les autres, et comparer le cas à celui de la couleur des muscles, c'est dépasser entièrement les bornes d'une juste analogie. La couleur rouge d'une partie quelconque enflammée est toujours due à la présence des vaisseaux capillaires engorgés ; et où ces capillaires ne sont pas, il peut y avoir autant de rougeur qu'on voudra , mais il n'y aura jamais inflammation. Nous mettrons ailleurs ce fait hors de doute ; pour le moment, nous ne faisons que l'indiquer. Quant à la couleur rouge des muscles que Bichat attribue au sang qui s'y est, pour ainsi dire, identifié, la chose est très vraisemblable ; car, en effet, cette couleur n'est pas proportionnée à la petite quantité de vaisseaux sanguins qui pénètrent dans ces organes, quantité qui ne saurait suffire à fournir assez de vaisseaux capillaires pour constituer une rougeur aussi diffuse et aussi intense ; tandis que nous voyons, au contraire, que les intestins, par exemple, dont la vascularité est fort copieuse, sont plutôt blancs que rouges, et se colorent en rouge, quoique jamais autant que les muscles, dans les cas seulement d'inflammation. Mais assez sur cette matière, car ce n'est pas de cela qu'il est ici question. Concluons donc que, quelle que soit la cause qui colore les muscles, cela n'a aucun rapport avec la couleur de l'inflammation, deux phénomènes entièrement étrangers l'un à l'autre, et qu'on a voulu lier en forçant les analogies.

# CHAPITRE IV.

**Recherches ultérieures sur le même argument. Doute important. La solution est dans une erreur de jugement médical. Erreur de Bichat sur la disparition du sang des parties enflammées. Remarques sur d'autres explications données communément.**

Nous avons tantôt laissé paraître un doute sur la réalité de la disparition du sang des vaisseaux capillaires après la mort; ce doute doit être éclairci par une logique sévère, et il faut en même temps entourer la vérité de faits incontestables. Nous pourrons ainsi peut-être la mettre à l'abri des sophismes qui, depuis peu, se succèdent sur cet argument, et viennent souiller l'anatomie pathologique; et nous donnerons aussi aux praticiens quelques avertissemens qui pourront leur être utiles dans beaucoup de cas graves.

Nous commencerons par demander s'il est bien prouvé que c'était réellement une inflammation, la maladie qui, chez le vivant, a été traitée comme telle, ou s'il n'y a pas eu erreur de jugement médical, non pas quant au nom qui dérive des apparences symptômatiques, mais quant à la diathèse de la maladie. Et qu'on ne se scandalise pas d'une pareille demande : vieilli dans l'art par de longues années d'exercice dans les hôpitaux civils et militaires et dans la pratique privée, ayant eu autant que les autres de très fréquentes occasions d'examiner des cadavres de malades qui avaient succombé sous mon traitement ou sous celui de mes confrères, je sens que je puis émettre un pareil doute, et les matériaux ne me manquent pas pour le résoudre.

Pour procéder avec ordre dans la solution de cette difficulté, il faut réduire la matière à sa plus grande simplicité logique, afin de mieux faire ressortir tout ce qu'il y a d'incongru et d'absurde dans une semblable doctrine. Il s'agit de mettre ici hors de doute, par la seule observation, la réalité de deux faits : l'un, que chez le vivant il y a eu engorgcment des vaisseaux capillaires, ce qui a produit d'abord les effets morbides de l'inflammation et enfin la mort, chose difficile à prouver, comme nous le verrons tantôt; l'autre, qu'on n'a pas trouvé l'engorgement auquel on s'attendait sur le cadavre, parce qu'il n'y a pas laissé la moindre trace; et ici il doit être de toute évidence pour l'observateur (et on peut le déclarer sans difficulté fait négatif) que l'engorgement qu'on ne voit pas n'existe point, et qu'on le verrait indubitablement s'il existait. Maintenant, dans les cas où l'on prétend que la non-existence du second fait, c'est-à-dire de l'engorgement inflammatoire sur le cadavre, ne prouve pas aussi la non-existence du premier, c'est-à-dire du même engorgement chez le vivant, qu'on dit cependant avoir réellement existé et avoir produit la maladie et la mort, nous demanderons de quelle manière on pourra prouver, chez le vivant, l'existence du premier fait. Dira-t-on avoir vu l'engorgement de ses propres yeux sur le vivant, tout comme on peut voir qu'il n'existe point sur le cadavre? Non : les yeux n'arrivent pas jusqu'à voir dans le vivant les inflammations internes. Devra-

t-on le croire sur l'autorité du médecin qui aura
déclaré la maladie inflammatoire et l'aura traitée
pour telle ? Le médecin ne saurait donner à son
assertion la valeur d'un fait ; il peut seulement
tirer ses déductions conjecturales des symptômes
qui serviront tout au plus ( et cela n'arrive pas
toujours ) à baptiser la maladie d'un nom nosologique ; mais les symptômes ne pourront jamais, à
eux seuls , prouver le caractère inflammatoire de
la maladie, ce qui cependant devrait être mis hors
de doute pour pouvoir affirmer que l'inflammation
a existé sur le vivant, quoiqu'on n'en ait pas trouvé
de traces après la mort. On ne pourra pas , non
plus, tirer aucune déduction valable de la méthode
curative, puisque le malade a succombé. Le traitement employé peut, en effet, prouver l'existence de
l'inflammation lorsqu'on obtient la guérison, mais
dans le cas contraire il ne prouve rien par lui-
même, ni pour, ni contre. Que répondrait-on à
celui qui, en pareille circonstance, argumenterait
d'après le sens commun de la manière suivante :
si l'inflammation qu'on a cru reconnaître chez le
vivant, n'a pas été trouvée sur le cadavre, elle n'a

pas été trouvée sur le cadavre parce qu'elle n'existait point sur le vivant. Cet argument pourra être d'une certaine valeur pour tous ceux , et ils ne seront pas en petit nombre, qui , ayant examiné beaucoup de cadavres , affirmeront avoir aisément aperçu, dans la plupart, l'engorgement capillaire. Je veux croire que les médecins ne s'arrogent pas l'infail-libilité ; néanmoins on ne peut pas nier que dans les cas particuliers , et surtout dans ceux précisé-ment dont nous parlons ici , ils ne laissent jamais sortir de leur bouche un aveu sincère de l'erreur, pas même lorsque l'autopsie donne un démenti formel à leur assertion préalable. C'est même de cette source , peu délicate , que proviennent les sophismes et les fausses et méprisables explications qu'on cherche à tout bout de champ, et diverse-ment , à donner d'un fait qui non seulement est contredit par l'évidence même des sens , mais qui répugne encore à tout sain raisonnement.

Nous avons rapporté l'opinion de Bichat et la base sur laquelle elle repose, et nous en avons fait ressortir en même temps le principal sophisme ; nous ajouterons à cela maintenant la démonstration d'une absurdité, et c'est qu'en attribuant à la cessation de l'irritation après la mort, la disparition du sang des vaisseaux capillaires, il s'ensuit un corollaire fort étrange et précisément opposé au fait. Dans le plus grand nombre des inflammations l'engorgement vasculaire est visible, tandis que le plus petit nombre est celui dans lequel on peut croire à la prétendue disparition de l'engorgement qu'on suppose avoir existé; le premier fait constitue la règle générale, le second l'exception. Or, si l'irritation était cause d'un semblable effet, la disparition de l'engorgement sur le cadavre devrait constituer le plus grand nombre des cas observables, et la permanence de l'engorgement les cas exceptionnels; et on aurait ainsi pour exception ce qui est règle générale, et au contraire pour règle générale ce qui est exception. D'après même une logique bien rigoureuse, comme l'irritation cesse toujours après la mort, la disparition devrait appartenir à tous les cas, puisque la mort les comprend tous. Mais admettons que le plus petit nombre appartienne à une exception qu'on supposerait avoir ses causes exceptionnelles, la force de l'argument n'en diminue pas pour cela. Nous verrons par la suite, en cherchant à éclaircir les faits, que toute difficulté qui pourrait se présenter maintenant sera promptement résolue.

Nous nous sommes un peu arrêtés sur l'opinion de Bichat, d'abord pour payer un tribut à la mémoire d'un homme qui a tant fait pour la physiologie et pour l'anatomie, en l'honorant d'un examen critique dont nous nous dispensons envers les autres; et ensuite parce qu'il semble avoir été le premier à donner lieu à cette erreur, que nous nous sommes proposé de détruire.

Depuis Bichat l'erreur s'est conservée et a été même beaucoup propagée parmi nous; si ce n'est pas pour la partie théorique, c'est au moins en admettant le fait, que chacun ensuite, selon les circonstances, a voulu expliquer à sa manière. Nous citerons quelques-unes de ces explications pour l'histoire de l'art, sans vouloir leur attribuer, par un long examen, une valeur qu'elles n'ont pas. Cela prouvera cependant dans quel amas d'erreurs on plonge la science, lorsqu'on ne cherche pas avant tout à se procurer des faits bien avérés et à savoir y appliquer la logique inductive.

J'ai plusieurs fois entendu accuser l'anatomie pathologique d'être incapable de nous dévoiler la nature intime de l'inflammation, tandis qu'au contraire on voit tous les jours que l'inflammation, lorsqu'elle a réellement existé, laisse sur le cadavre des traces si évidentes, si graves et si positives, qu'il est impossible de ne pas les apercevoir. Il y en a qui ont recours, dans ce cas, à l'influence mystérieuse de fluides impondérables, influence qu'on ne voit pas et qu'on ne saurait déduire d'aucune réalité. On parle de dérangemens et renversemens de polarité, d'agens qui tour à tour augmentent et diminuent; comme si ces mots avaient quelque signification, tandis qu'ils sont vides de sens et servent de risée à celui qui sait en apprécier la nullité. Quelques-uns affirment que l'inflammation est de nature telle, qu'elle se détruit d'elle-même, comme le Saturne de la fable dévorait ses propres enfans; et ils pensent ainsi tirer un bon argument d'une mauvaise comparaison. Tout dernièrement encore quelques médecins ont pensé se tirer d'embarras par un seul mot, et ne trouvant point sur le cadavre l'inflammation qu'ils croyaient cause de la mort, ont déclaré que la mort fut *adynamique*, ce qui veut dire *mort par faute de forces*, ou, ce qui revient au même, mort parce qu'il n'y eut plus assez de *forces pour vivre*. En effet, j'ai vu plusieurs fois des cas où l'on pouvait raisonner ainsi avec toute la rigueur de la vérité, et l'on pouvait trouver dans le nombre des saignées faites mal à propos la cause réelle et évidente qui enleva au malade les forces pour vivre. Mais il est temps de mettre un terme à l'énumération de ces causes imaginaires : il n'est pas entièrement inutile de les avoir rappelées, mais, en continuant, on s'exposerait à nuire à la gravité du sujet.

# CHAPITRE V.

Source réelle de l'erreur de cette prétendue disparition du sang dans la partie qu'on a cru siége de l'inflammation. Deux suppositions utiles pour atteindre notre but. Quatre conséquences rigoureuses qui en dérivent. Les suppositions se changent en faits. On s'en réfère aux deux séries d'observations réunies dans *l'Appendice*.

D'APRÈS ce que nous avons dit aux chapitres II, III et IV, nous devons être parvenus, je crois, à insinuer dans l'esprit de nos lecteurs éclairés un doute fort grave : ils ne peuvent croire, en effet, que le sang qu'on a supposé exister avant la mort dans les vaisseaux capillaires d'une partie interne qu'on a cru enflammée, ait disparu (et on ne saurait comment) sur le cadavre, de même que cela peut avoir lieu chez le vivant. Il faut encore remarquer que ni la marche spontanée de la maladie, ni aucune autre cause interne, ne pourraient produire cette disparition du sang chez le vivant, et que la faute de l'avoir supposée (cette disparition) est uniquement due à une erreur de diagnostic et au traitement contraire à la maladie. Une erreur de jugement du médecin, lorsqu'il détermine la diathèse de la maladie, serait donc la cause réelle qui fait chercher sur le cadavre ce qui n'a point existé sur le vivant, c'est-à-dire l'engorgement inflammatoire des capillaires. On peut comprendre ainsi pourquoi dans ce cas il n'y a pas seulement engorgement des capillaires, mais aucun des effets de l'inflammation, puisque cette inflammation n'a pas existé. On ne trouvera donc ici ni suppuration, ni adhésions récentes des viscères entre eux, ni indurations, ni pseudo-membranes, ni hépatisation dans les inflammations pulmonaires; point de ravages ou destructions réelles ou apparentes de quelque viscère, rien enfin qui indique une déviation morbide de l'état normal, telle qu'on devrait la trouver s'il y eût eu réellement inflammation. La mort serait donc le résultat de trop grandes évacuations sanguines et de l'abus, s'il y en a eu, des autres agens débilitans. On trouverait, par conséquent, le cadavre dans le même état que si l'individu avait succombé à une hémorrhagie qu'on n'aurait pu arrêter; la pâleur extrême des parties privées de leur sang en fournirait à l'œil une preuve incontestable.

Personne ne saurait douter que ceci ne soit un argument du plus haut intérêt; et, quant à nous, nous ne saurions nous contenter d'un certain degré de probabilité, voulant attirer sur ce point l'attention des médecins de bonne foi. Tâchons donc d'arriver à la persuasion, et dans ce but, pour plus de clarté dans le discours, commençons par faire deux suppositions. Supposons, d'abord, qu'une maladie jugée inflammatoire par le médecin soit traitée, depuis son début jusque près de sa terminaison, par une méthode anti-phlogistique énergique, et surtout par beaucoup de saignées, sans que le médecin doute nullement de s'être trompé, croyant fermement, au contraire, devoir continuer à en agir ainsi tant qu'il y a vie et espoir de sauver le malade par les secours de l'art. Supposons, en second lieu, que dans la dernière période de la maladie, lorsque l'espoir est presque perdu, et lorsque le médecin lui-même déclare que l'art n'y peut plus rien, mais que cependant s'il y a encore une faible chance de guérison, c'est, selon lui, dans la soustraction des dernières onces de sang qui restent au malade ; supposons, dis-je, que, dans un cas si déplorable, un second médecin soit appelé , et que ce dernier, après avoir bien examiné les choses sous tous les aspects et d'après les vrais principes de la science (principes dont nous ne devons pas nous occuper dans notre livre), émette la probabilité de l'existence d'une maladie entièrement opposée à la nature de celle qu'on a traitée jusqu'alors. Au lieu donc de suspendre tout traitement ou de continuer à saigner, il tente une méthode curative qu'aucun médecin ne saurait nier être tout-à-fait opposée à la première , puisque les remèdes employés sont l'opium et tous ceux dont l'action stimulante est mise hors de doute ; remèdes qui , employés à haute dose et pendant quelque temps, augmenteraient la maladie et hâteraient même la perte du malade, si le jugement du second médecin était erroné. Enfin , pour achever notre supposition., disons que ce traitement a été couronné de succès et a rendu au malade une santé parfaite : on demande maintenant quelles seraient les inductions rigoureusement logiques qu'on pourrait tirer de ces suppositions ? Ce seraient sans doute les suivantes :.

I. Il y a eu erreur dans le jugement du médecin en déterminant la diathèse de la maladie, soit dès son début même, soit par la suite; et ici l'art est trouvé complétement en défaut par tous ceux qui ont appris à observer à l'aide de bons principes, puisqu'il opère tout différemment qu'il ne devrait, et conduit la maladie à une funeste terminaison.

II. L'erreur du premier jugement a été corrigée par celui qu'on a donné ensuite, à l'aide duquel on a entièrement changé la méthode curative; et ici l'art avec le secours de la science a corrigé une erreur et sauvé la vie au malade.

III. Si le premier traitement eût été continué sans interruption jusqu'à la fin, sans rien tenter dans un autre sens, la mort eût été l'effet nécessaire de cette continuation, et il n'y aurait pas eu moyen de l'éviter.

IV. Dans ce cas, le cadavre n'aurait laissé apercevoir ni engorgement capillaire inflammatoire, ni autre trace d'inflammation, par cela même qu'il n'y avait point inflammation; et c'est dans cette circonstance que ceux qui ne se rendent pas à l'évidence du fait, auraient étalé, d'une manière ou d'autre, toutes les explications relatives à la disparition de l'inflammation.

Les suppositions que nous venons de faire sont fort claires, et les inductions que nous présentons au lecteur sont logiques, rigoureuses, irrécusables. Laissons maintenant les suppositions et mettons en évidence les faits tels qu'ils sont, et non pas seulement tels que nous les avons supposés pouvoir être. A cet effet, nous avons placé à la fin de cet ouvrage un *Appendice*, contenant bon nombre d'observations ou cas de maladies avec leurs terminaisons, divisé en *deux séries*.

La première contient les maladies traitées comme inflammatoires par une méthode curative anti-phlogistique énergique, et réduites ainsi à la dernière extrémité, ou à peu près ; elles ont été ensuite guéries par un traitement tout-à-fait opposé et également énergique.

La seconde, au contraire, contient d'autres maladies crues et traitées comme inflammatoires , avec toute l'énergie de la méthode anti-phlogistique et surtout avec de copieuses saignées; elles terminèrent toutes par la mort, et on n'a pu trouver sur le cadavre aucun signe ni aucune trace d'une inflammation préexistante.

Les maladies de la première série tombent sous les inductions I et II, et chacune d'elles en constitue la preuve certaine; car il y a eu erreur dans le premier diagnostic, et ensuite correction de cette erreur par un second diagnostic; correction tellement juste et efficace , que la méthode curative opposée a sauvé les malades d'une mort qui eût été inévitable.

Les maladies de la seconde série appartiennent aux inductions III et IV, et ici encore chacune d'elles en est la démonstration évidente. En effet, la méthode anti-phlogistique a été continuée jusqu'aux derniers momens de la vie, qui s'est éteinte, et l'autopsie est venue déposer contre l'existence de l'inflammation.

Maintenant, si nous considérons ces faits opposés les uns aux autres , ne voyons-nous pas qu'ils ne laissent aucun prétexte pour en attribuer le résultat respectif à toute autre cause qu'au traitement employé à tort dans un cas, et à propos dans l'autre ? Et l'esprit n'est-il pas satisfait, et je dirai même subjugué par ce raisonnement qu'il ne peut refuser d'admettre sans la moindre hésitation?

Que si quelqu'un cependant refuse de se rendre à ce raisonnement, nous lui demanderons de quoi pense-t-il que soient morts tous les malades compris dans la deuxième série ? Tous, pendant la maladie , ont été jugés atteints d'inflammation, les uns au foie, les autres aux intestins ou à l'estomac, qui au cerveau, qui aux poumons, d'autres enfin à plusieurs de ces viscères à la fois ; mais tous ces viscères ont été trouvés, à l'autopsie, sans traces d'inflammation et dans leur état normal, et néanmoins les malades sont morts. Or, quelle est la cause qui a produit ici la mort, si on ne trouve sur le cadavre ni la maladie qui fut diagnostiquée , ni aucune autre ? Pour trouver cette cause, il faut réfléchir à la méthode curative , dont le moyen, principalement et presque uniquement employé,

a été l'abondance des saignées. Cela étant, la conséquence qui en dérive s'offre d'elle-même, et il
est inutile de la transcrire. D'un autre côté, de
quelle maladie sont guéris les autres malades de la
première série, qu'on a cru également atteints
d'inflammation dans quelque viscère, traités eux
aussi par la méthode anti-phlogistique presque *ad
necem usque,* et guéris ensuite par une méthode
opposée ? Qui oserait affirmer qu'ils ne seraient pas
morts si l'on eût continué le traitement qui les
avait réduits à cette extrémité? Certainement, après
avoir bien examiné chacune de ces observations ,
je ne crois pas qu'on puisse douter que le traitement employé ensuite ne soit opposé à celui
qu'on employa d'abord ; d'où il suit nécessairement que ces malades ne guérirent pas d'un autre
mal que de celui qui avait été causé par le premier
traitement.

Nous ajouterons peu de chose à ce chapitre. Et
d'abord nous ferons observer que nous aurions pu
augmenter les deux séries de quelques autres
observations tendant toutes au même but; mais il
nous semble que celles que nous rapportons peu-

vent suffire à ceux qui sont doués d'un *jugement sain ;* quant aux autres, nous ne voulons pas nous en occuper. Cependant toutes les autres observations auxquelles nous faisons allusion ici ne seront point perdues; car, attendu différentes circonstances qu'elles contiennent, nous devrons les citer pour compléter quelques démonstrations, dans l'ouvrage où seront exposés les *Nouveaux Principes de Thérapeutique.*

Que si l'on désirait savoir si les erreurs auxquelles on veut attribuer le malheureux résultat des cas de la seconde série et le danger éminent de ceux de la première, sont des événemens rares ou fréquens, nous répondrons qu'ils sont plus fréquens que ne pourraient le croire ceux qui ne sont pas accoutumés à bien approfondir la matière en question. Le tombeau cache ordinairement les erreurs fatales que l'on commet, et le médecin ignore lui-même qu'il s'est trompé : *judicium difficile,* voilà l'excuse.

Il serait cependant à désirer que, précisément, lorsque de pareils événemens arrivent, les médecins eussent moins de confiance dans l'infaillibilité du

jugement prononcé, qu'ils interrogeassent un peu
le **cadavre** et en écoutassent la réponse avec bonne
foi, autant dans l'intérêt de la vérité que pour le
progrès de la science et le bien de l'humanité.
On ne saurait prétendre de l'art plus qu'il ne
peut, mais tous doivent vouloir que cet art soit
traité par l'artiste *avec amour* et d'après de bons
principes. Ces principes ont été fondés par la
science médicale expérimentale, telle qu'elle a été
instituée vers la fin du dernier siècle. L'ouvrage
qui doit en parler *ex professo*, et dont nous venons
d'annoncer le titre, n'a pas encore paru ; cependant il en a été rapporté quelques notions assez
claires et précises, depuis 1811, dans les *Annali
di Scienze e Lettere*, spécialement dans le mémoire qu'on y a publié sur la manière de traiter
les péripneumonies inflammatoires par le tartre
stibié. Tous les mémoires insérés dans les *Annali*
ont été réunis ensuite en 1830, et imprimés sous
le titre de *Opuscoli di Medicina Clinica*. Dans le
premier que nous venons de citer, on trouve un
point de pratique très essentiel : il s'agit, en effet,
de régler l'usage de la saignée d'après l'effet produit

par les contre-stimulans qu'on administre en même temps, de manière à éviter l'écueil contre lequel vont se briser tous ceux qui confient tout le traitement à la saignée. Mais assez sur ce sujet, que nous ne devons pas traiter dans cet ouvrage. Il était cependant nécessaire d'en dire quelques mots pour détruire complétement l'erreur de ceux qui croient à la disparition du sang des vaisseaux capillaires, après que ces mêmes vaisseaux en ont été engorgés par l'inflammation. Revenons maintenant à tout ce qui concerne l'engorgement capillaire inflammatoire.

# CHAPITRE VI.

### Problème essentiel.

Nous avons indiqué, au chapitre ɪ, en quoi consiste la différence réelle entre les parties enflammées et celles qui ne le sont pas : c'est dans l'engorgement des vaisseaux capillaires sanguins. C'est un fait qui saute aux yeux de l'observateur, un fait si simple et si évident, qu'on pourrait presque me reprocher d'en avoir trop parlé pour le faire comprendre. En effet, la conviction paraissant appartenir à l'examen pur et simple de l'œil , on ne dirait pas qu'il y ait danger d'erreur ou de confusion. Cependant ce fait renferme un problème dont la solution est de la plus grande importance pour notre but ; problème qui n'a jamais été proposé par les observateurs auxquels il appartenait cependant de le résoudre, et qui a été mal résolu par les spéculateurs toutes les fois que, sans penser qu'il y avait ici un fait capital caché à éclaircir, ils ont voulu donner pour des réalités ce qui répondait aux observations superficielles et erronées des uns, ou aux fausses théories des autres. Voici donc ce qu'on se demande : *Le réseau ou lacis capillaire de l'inflammation est-il formé par les capillaires artériels seulement, ou par les veineux, ou par tous les deux à la fois ?*

Nous ne doutons pas et nous croyons même fermement que ce problème paraîtra étrange à ceux qui n'y avaient pas pensé auparavant, et qui ne voient pas où nous voulons en venir. C'est pour cela qu'avant de passer à sa solution , nous allons exposer succinctement ce qui a été dit sur cette matière, d'après ce que l'on trouve dans les meilleurs livres depuis Boerhaave jusqu'à nous. Nous éviterons ainsi le reproche inexcusable d'avoir cru ignoré ce qui ne l'était pas.

# CHAPITRE VII.

Résumé des différentes opinions sur le siége de l'engorgement ou réseau vasculaire inflammatoire. Boerhaave , Morgagni, Portal, Cullen , Benjamin Bell , Jacques Latta, Sauvages, Jean Hunter, Wilson Philip, Parry, Tomson, Dictionnaire abrégé des Sciences Médicales, Andral, Abercombrie, Rolando.

1° BOERHAAVE, après avoir examiné précisément le réseau capillaire de la conjonctive enflammée , dont nous avons déjà parlé, le regarda comme entièrement formé par les artères , et n'émit pas à ce sujet le moindre doute. C'est ainsi qu'en le décrivant il affirma que ces petits vaisseaux montraient évidemment toute l'apparence et les caractères de petites artères de différent calibre, et il ne dit mot des veines, comme s'il était inutile de penser qu'il pût y en avoir. Nous ne rapporterons pas ici les expériences faites par Boerhaave sur les petits vaisseaux : il nous suffit de noter le fait comme point historique pour le but que nous nous proposons.

2° En parcourant le grand ouvrage de Morgagni, et surtout les fréquens passages où il est question de l'inflammation, on lit souvent *petits vaisseaux sanguins capillaires*, etc., plus ou moins engorgés de sang dans les parties enflammées ; mais on ne trouve pas un mot sur la distinction que nous cherchons. Certes, il faut croire qu'il n'a pas songé à la nécessité d'une semblable recherche, car différemment, avec la grande pénétration dont il était doué, il serait parvenu promptement à connaître la vérité. Cependant, comme il n'avait pas pour but dans ses recherches la théorie de l'inflammation, il ne faut point lui reprocher de ne pas avoir poussé plus loin cet examen. On pourrait croire néanmoins, à en juger par la dénomination collective de *vaisseaux capillaires sanguins*, qu'il fût d'opinion que l'engorgement vasculaire appartienne indistinctement aux deux espèces de capillaires sanguins. Ce serait peine perdue de chercher quelque chose sur cette matière dans les livres d'anatomie pathologique antérieurs au grand ouvrage *De Causis et Sedibus*.

3° Un demi-siècle après Morgagni, Portal, qui a tant fait aussi pour l'anatomie pathologique, en parlant de l'inflammation, ne nous donne aucune notion plus distincte que celle de l'engorgement des vaisseaux capillaires ; nous ferons seulement remarquer qu'au sujet de l'inflammation de la peau, il s'explique en ces termes : *L'inflammation la rend extrèmement rouge, soit que le sang remplisse ses ramifications artérielles, soit qu'il pénètre même dans les vaisseaux lymphatiques.* D'où l'on comprend qu'il plaçait le siége principal de l'engorgement inflammatoire dans les *capillaires artériels ;* et tandis qu'il parle de l'engorgement du tissu cellulaire et du sang qui pénètre même dans les lymphatiques, il ne fait pas mention des veines.

4° Cullen aussi paraît, dans ses théories, partager l'opinion de l'engorgement des capillaires artériels seulement. *La distension, la douleur, la rougeur et la tuméfaction qui accompagnent l'inflammation ne sauraient être expliquées qu'en supposant que les* extrémités des artères *ne livrent point passage à la trop grande quantité de sang qui est poussée dans ces mêmes vaisseaux par l'augmentation de leur force.*

5° Benjamin Bell suit l'école d'Edimbourg de son temps, et pense, lui aussi, que *l'action augmentée d'une artère, lorsqu'elle chasse et pousse jusqu'aux dernières ramifications les globules rouges et autres parties épaisses du sang auxquelles ces mêmes ramifications ne peuvent pas facilement livrer passage, explique suffisamment la rougeur, la tuméfaction, la tension et la douleur pulsative qui accompagnent toujours l'inflammation.* Et ici également l'engorgement sanguin est placé dans les *capillaires artériels.*

6° Dans cette même école d'Edimbourg, un autre chirurgien célèbre, Jacques Latta, combattit la théorie de Cullen, lorsqu'elle était généralement reçue, et avança, au contraire, que l'engorgement inflammatoire devait être attribué à la faiblesse et non au spasme ou à la contraction augmentée des vaisseaux. *Si nous nous figurons un nombre infini de petites artères, chacune dilatée au point de produire de la douleur, nous aurons une juste idée de l'inflammation, qui, dans ce sens, dépend plutôt*

*d'une paralysie que d'un spasme des vaisseaux
capillaires immédiatement affectés.* Maintenant,
quoi qu'il en soit des différences théoriques, on
aperçoit clairement que Cullen, ainsi que Latta,
s'accordent tous les deux dans ce qu'ils croient être
de fait, c'est-à-dire en plaçant le siége de l'inflammation, pour ce qui regarde l'engorgement, dans
les *capillaires artériels*.

7° En France également, du temps de Sauvages,
cette opinion était généralement admise, et lui-
même blâme les médecins ses contemporains qui,
dit-il, *in omni morbo inflammatorio* mettent le sang
*in minimis arteriolis impactum*. Il ne faut pas croire
cependant que ce blâme regarde en aucune manière
leur opinion relative aux petits vaisseaux *artériels*
engorgés, opinion que Sauvages admet aussi; il
entend parler seulement de la manière par laquelle
ils voulaient expliquer la formation de l'engorgement, et leur prouve avec raison combien ils igno-
raient les lois hydro-dynamiques, sur lesquelles
cependant ils prétendaient appuyer leurs explications.

8° Jean Hunter, malgré sa réputation justement

acquise de grand observateur, ne surpassa point, ni ceux qui l'avaient devancé, ni ses contemporains, pour ce qui est relatif à l'engorgement vasculaire ; c'était cependant un sujet de sa compétence, par cela même qu'il était grand anatomiste, et qu'il traita tout particulièrement de l'inflammation. C'est ainsi que, quant au siége de l'engorgement capillaire, il l'examina avec peu d'exactitude, et s'en tint à l'opinion de ceux qui le placent à la fois dans les vaisseaux capillaires artériels et veineux. Lorsqu'il en est ensuite à l'étude des causes de ce phénomène, il paraît avoir été un des premiers, en Angleterre, à penser que dans les parties enflammées il y a faiblesse et non augmentation de force. Afin même de donner plus de valeur à son opinion et de trouver la cause de la grande dilatation des capillaires, il imagina qu'il y avait dans ces petits vaisseaux enflammés une certaine faculté toute particulière produisant une dilatation ; de sorte que cette dilatation bien évidente, qui a lieu dans ce cas, est, d'après lui, un phénomène très important qui n'a pas été suffisamment compris ; et en cela il n'avait pas tort.

Mais ceci ne nous intéresse guère pour le moment, devant noter seulement l'histoire des faits. *Les vaisseaux artériels et* veineux ( dit Hunter ) *sont dilatés dans la partie enflammée, et cette même partie devient* sensiblement plus vasculaire; *d'où l'on pourrait conclure que, au lieu d'augmentation dans leur contractilité, il y a eu, au contraire, un certain relâchement dans leurs forces musculaires, comme si elles avaient été entièrement abandonnées à leur élasticité.*

9° Le docteur Wilson Philip se proposa de pousser ces recherches un peu plus loin et de faire quelques expériences à ce sujet, au lieu de se contenter de simples observations. Il tâcha donc de produire des inflammations, que nous nommerons artificielles, dans des animaux à sang froid, tels que les grenouilles et les lamproies, et dans d'autres à sang chaud, tels que les lapins, et il examina successivement au microscope l'état des capillaires. Quoique son but fût bien louable, il y aurait cependant beaucoup à redire ici sur l'idée de produire une inflammation bien évidente dans des animaux à sang froid, comme aussi sur les

moyens employés pour produire cette inflammation, et enfin sur la manière avec laquelle ces
expériences furent faites, et sur le jugement porté
sur leurs effets ; autant de circonstances qui
peuvent occasionner des illusions et des difficultés
à celui qui expérimente. Mais cet examen nous
conduirait trop loin, et nous ferait dépasser les
bornes que nous nous sommes proposées. Il nous
suffit de savoir que l'auteur, avec tout son appa-
reil expérimental, fait regretter qu'il n'ait pas
vu plus que les autres n'avaient pu déduire théo-
riquement ou à l'aide d'observations ordinaires ;
car, en résumé, la principale question qu'il croit
être parvenu à résoudre, c'est que, *dans les* artères
*enflammées le sang court plus* lentement *que dans
celles qui ne sont point enflammées*. D'où chacun
peut voir que la stase du sang dans la partie enflammée doit, d'après cet auteur, appartenir aux *capillaires artériels*.

10° Le docteur Parry, en exposant dans ses
*Élémens de Pathologie et de Thérapeutique*, sa
théorie sur l'inflammation, est d'un avis tout
opposé à celui de l'auteur que nous venons de

citer, et prétend que l'inflammation consiste dans une augmentation de force (*momentum*) du sang dans la partie enflammée, force qui provient à la fois et de la quantité de sang qui s'introduit dans les vaisseaux, et du surcroît d'action du cœur. Il paraîtrait de là qu'il entend parler des vaisseaux *capillaires artériels*, car ce sont eux qui doivent sentir principalement la force impulsive du cœur, supposant toutefois avec Parry que ce soit la seule force qui agisse. Cependant, comme il se sert de la dénomination générale de *capillaires* sans faire aucune distinction, il laisse douter d'avoir peut-être attribué l'engorgement tout à la fois et aux vaisseaux artériels et aux veineux. Quoi qu'il en soit, cela revient toujours au même, car dans le premier cas son opinion doit être réunie à celle de Cullen, et dans l'autre à celle de Hunter.

11° Des expériences propres à determiner une inflammation chez des animaux vivans, dans le but d'examiner l'état des capillaires et la marche du sang dans les parties enflammées, ont été tentées également par un de mes amis, le docteur Thomson, professeur célèbre à l'université d'Edimbourg ;

son livre, *Lectures on Inflammation*, est un travail d'une grande érudition, rempli de saines doctrines et d'aperçus fort ingénieux. Cependant, avec toute l'ingénuité propre à celui qui sent le noble désir de chercher la vérité, et ne se figure pas légèrement de l'avoir trouvée, Thomson avoue lui-même que tous ses efforts pour trouver la source et suivre les progrès de ces phénomènes n'ont pas été aussi heureux qu'il l'aurait voulu. Et, à dire vrai, la nature de ces expériences offre les mêmes difficultés que nous avons indiquées en parlant des expériences du docteur Wilson. Toutefois Thomson a dévoilé, par ses observations microscopiques, quelques faits très importans, sur lesquels nous aurons plus tard occasion de revenir. Quant au siége de l'engorgement, il est évident qu'il le place dans les capillaires *artériels et veineux*, compris par lui sous la dénomination commune de *vaisseaux capillaires enflammés*.

12° Dans l'article *Inflammation* du *Dictionnaire abrégé des Sciences Médicales*, je trouve que les auteurs plus récens qu'on y cite, se bornent à parler, sans distinction aucune, du sang que l'inflammation fait pénétrer dans le *système sanguin capillaire*, *de vaisseaux capillaires sanguins* plus ou moins nombreux dans la partie enflammée, de *vaisseaux capillaires rouges*, etc. Et celui qui a compilé l'article n'ajoute rien, à ce sujet, qui lui soit propre. Soit, au reste, que ces dénominations comprennent à la fois les vaisséaux capillaires artériels et veineux, ou les premiers seulement sans les seconds, comme cela paraît plus probable, cela est tout un pour nous, ainsi que nous l'avons déjà dit.

13° M. Andral, dans son *Précis d'Anatomie Pathologique*, ouvrage des plus récens et des plus estimés sur cette matière, se sert de l'expression *hyperémie*, mot nouveau qui signifie *excès de sang*, et que nous traduirons par engorgement dans les capillaires d'une partie quelconque, et il en distingue trois espèces : *sthénique*, *asthénique*, *mécanique*. Considérons maintenant cette triple division, non pas dans l'intention de discuter si les bases sur lesquelles elle repose sont solides, mais pour voir si l'on y trouve quelque chose de relatif à ce que nous cherchons, et qui, s'il y en a, devrait se trouver, à ce qu'il paraît, de préférence dans la première espèce, puisque l'hyperémie sthénique est celle qui, d'après M. Andral, constitue réellement l'inflammation. On y parle ici de *capillaires* qui, par différentes causes, se gorgent de sang plus que de coutume, de *congestions locales*, *d'accumulation insolite* du sang dans une partie du corps, avec *contraction des vaisseaux*, et, par suite, *augmentation de la rapidité du cours du sang* dans cette même partie : ce en quoi M. Andral fait à peu près consister l'inflammation; mais pour ce qui est de déterminer si l'engorgement appartient aux capillaires artériels ou veineux, il n'en est pas question, du moins en ce qui concerne l'observation du fait. Cependant, puisqu'il admet la contraction des vaisseaux et l'augmentation de la rapidité du cours du sang, il semblerait que l'engorgement devrait appartenir, selon lui, aux capillaires artériels seulement, et en cela il partagerait l'opinion de la majorité. Dans tous les cas, soit qu'il limite l'engorgement aux capillaires artériels seulement, soit qu'il l'attribue également aux capillaires veineux, la conséquence est qu'il n'a pas connu le vrai siége de l'engorgement inflammatoire. Dans l'hyperémie *asthénique ,* au premier exemple qu'il donne, c'est-à-dire les taches violacées de la partie inférieure des jambes et de la face dorsale des pieds chez les vieillards , nous trouvons encore la dénomination générale de *circulation capillaire ,* ce qui paraîtrait comprendre à la fois l'artérielle et la veineuse ; mais lorsqu'il vient à expliquer cette coloration , il l'attribue exclusivement , ce qu'il n'avait pas fait auparavant, *aux dernières extrémités de l'arbre artériel.* Dans les autres exemples qu'il cite sur son hyperémie asthénique, on trouve de ces dénominations ordinaires que nous avons déjà remarquées chez d'autres auteurs, mais rien du reste qui soit particulier à la question qui nous occupe. Enfin , dans l'hyperémie *mécanique ,* c'est aux veines exclusivement qu'il attribue cet engorgement, et lui assigne quatre causes : la pesanteur du sang , là où elle peut s'effectuer ; un défaut de proportion dans la capacité respective des diverses cavités du cœur ; la compression , l'oblitération d'un tronc veineux ; un obstacle au cours du sang dans l'un des réseaux capillaires veineux. Ces causes agissent réellement d'une manière toute mécanique ; il s'agirait seulement de savoir si l'on peut les démontrer dans la pratique de l'art. Mais il est inutile d'aller plus loin dans cet examen ; qu'il nous soit seulement permis de conclure que, malgré la nouvelle nomenclature , inutile peut-être et pas trop propre, et malgré la triple division dont la première seulement se rapporte à l'inflammation, l'auteur a laissé la doctrine de l'engorgement inflammatoire dans la même obscurité où elle était avant lui.

14° Nous devons à l'obligeance de M. le docteur Abercombrie, illustre médecin d'Edimbourg , d'avoir pu consulter deux de ses ouvrages qui ont paru tout récemment sur l'anatomie pathologique et sur la médecine pratique. Le premier traite des maladies de l'estomac, du tube intestinal et du foie ; le second , de celles du cerveau et de la moelle épinière. L'un et l'autre sont riches de faits bien observés et rapportés avec netteté et concision ; faits qui ont pu fournir à l'auteur des inductions utiles à l'art et à la science. Depuis le grand ouvrage de Morgagni , je ne saurais en indiquer un autre plus propre que celui-ci aux jeunes observateurs pour apprendre à bien étudier les altérations morbides sur le cadavre, et à ne pas se laisser entraîner aux subtilités des systèmes méthodiques. Ces systèmes, dont la vogue en anatomie pathologique date de ces derniers temps, et qu'on peut dire au moins prématurés, sont plus faciles à imaginer qu'on ne le croit, et sont peu utiles ou peut-être même dangereux à la recherche des faits qui manquent encore à l'édifice de la science. Quoi qu'il en soit, au reste, j'espérais trouver dans les deux ouvrages tantôt cités et spécialement dans celui ( nous en verrons bientôt le motif ) qui traite du cerveau, quelque chose qui fût relatif à la distinction que nous cherchons. Néanmoins, dans les observations mêmes qui nous paraissent les plus propres à cette question, on ne trouve autre chose que la dénomination de parties enflammées devenues plus *vasculaires*, de *vascularité* augmentée, etc. Cette dénomination de *vascularité*, dont J. Hunter aussi s'est servi, est fort propre, à la vérité, lorsqu'on veut exprimer le grand nombre de vaisseaux capillaires devenus visibles par l'inflammation ; mais elle ne suffit pas pour décider la question qui nous occupe et pour en faciliter la solution. On peut même ajouter qu'elle produit un effet tout opposé, car l'esprit s'en contente et s'abstient de toute recherche ultérieure, par cela même qu'on est amené à croire comme chose positive que tous les vaisseaux capillaires artériels et veineux, attendu que ce sont tous des vaisseaux sanguins, constituent cet admirable réseau vasculaire de la partie enflammée.

15° Dans un *Manuel d'Anatomie Physiologique*, publié il y a peu d'années parmi nous (1829) par le professeur Rolando, de Turin, là où l'auteur parle du système vasculaire, on lit le passage suivant relatif à la question qui nous occupe : *D'après ce que nous venons de dire, il est évident qu'à la suite d'un stimulus et antres causes propres à augmenter la mobilité des vaisseaux, leurs contractions deviennent plus fréquentes, ils attirent plus de sang que les veines ne peuvent en transmettre, et de là vient la congestion et tous les phénomènes de l'inflammation.* Et voilà encore un auteur qui place le siége de l'inflamation dans les vaisseaux capillaires artériels; car des vaisseaux qui se contractent et attirent plus de sang que les veines ne peuvent en transmettre, doivent être nécessairement des vaisseaux *capillaires artériels*.

Ce résumé nous suffit, et il serait superflu de chercher davantage, puisque nous arriverions toujours au même résultat. Il faut en tirer maintenant quelque utile induction.

# CHAPITRE VIII.

Corollaires qui dérivent de la précédente exposition historique des diverses opinions. Leur contradiction évidente , quoiqu'elles soient toutes appuyées sur les faits. Un Italien a été le premier à émettre l'opinion relative à la faiblesse des vaisseaux capillaires enflammés.

QUELQUES corollaires, aussi évidens que curieux, relatifs à l'engorgement capillaire, dérivent de l'exposition historique qui précède. 1° Le siége de cet engorgement a été placé uniquement dans les capillaires artériels , par la plupart des observateurs et des théoriciens ; 2° par quelques autres , tout à la fois dans les capillaires artériels et veineux. 3° Personne ne l'a placé dans les capillaires veineux seulement , ce que nous faisons particulièrement remarquer. 4° Tous ceux qui ont cherché à tirer une induction quelconque sur l'en-

gorgement capillaire, quel que soit le siége qu'ils
lui aient assigné, d'après les trois divisions exposées
ci-dessus, ont été entre eux dans une contradiction
manifeste. Et en effet, quant à ce dernier corollaire,
les uns ont affirmé que les vaisseaux capillaires s'en-
gorgent par spasme, ou, si l'on veut, par contraction de leurs parois, qu'on attribue à la force
contractile augmentée ; les autres, au contraire,
attribuent le même effet à un relâchement et à une
dilatation des parois des vaisseaux, dépendant,
d'après eux, d'une diminution dans la force contractile, ou autrement d'une augmentation de faiblesse. Quant à ceux qui ont soutenu à la fois les
deux opinions contraires, chose singulière, ils ne
se sont réellement attachés qu'au fait; tant il est
vrai que le simple fait observé grossièrement sans
être réduit à ses élémens, et sans être étudié dans
ses rapports, mène souvent à l'erreur! Les partisans
du spasme ou force contractile des vaisseaux augmentée, se basèrent sur ce que, dans l'inflammation, le mouvement du sang est augmenté, sinon
partiellement dans l'organe enflammé, du moins
généralement par tout le corps ; fait incontesta-

ble et vérifié journellement par les médecins. Ceux qui parlent, au contraire, de relâchement et de faiblesse, s'appuient sur un autre fait non moins certain qu'on observe sur le cadavre dans toutes les inflammations viscérales : la dilatation notable des capillaires engorgées par l'inflammation; dilatation qui dépend d'un état tout opposé à celui du spasme ou de la contraction. Il est à remarquer maintenant qu'une contradiction aussi évidente que celle-ci n'a jamais fixé l'attention de personne, comme il semble cependant que cela aurait dû arriver, de sorte que jamais on n'a émis le moindre doute à cet égard, et chacun s'en est tenu à sa propre opinion. Pourtant on aurait pu au moins douter, ce me semble, de s'être gravement trompé en observant le fait fondamental de l'engorgement capillaire, et de devoir précisément attribuer à cette erreur la contradiction des raisonnemens.

Il faut avouer que des deux opinions contraires, celle de la faiblesse des vaisseaux capillaires paraît, de prime abord, répugner davantage à la nature de l'inflammation, dont la marche est particuliè-rement caractérisée par une augmentation de mouvement et de force dans la circulation du sang, et dont la méthode curative consiste dans une diminution continuelle, opérée par les soustractions de sang et par les remèdes contre-stimulans, qui tendent à détruire cet excès de mouvement et de force. On oserait même croire cette opinion absurde, si la dilatation des capillaires enflammés et la stase ou le ralentissement du sang qu'ils contiennent n'était un fait tellement positif, qu'on ne peut d'aucune manière en douter. Telle était, en effet, l'opinion non seulement de J. Hunter, ainsi que nous l'avons vu, et de plusieurs de ses contemporains en Angleterre, mais la même doctrine fut encore professée en Italie quelques années auparavant, appuyée sur des démonstrations mécaniques, et exposée d'ailleurs avec beaucoup de talent. En 1765, Vaccà Berlinghieri, qui ensuite professa la médecine pratique à l'université de Pise et y acquit quelque célébrité, publia un ouvrage sur l'*inflammation morbide*, dans lequel il tâche de démontrer six propositions qui sont la base de sa théorie, et dont les deux premières seulement doivent être rappelées ici : — 1° *Il ne peut y avoir inflammation dans aucune partie du corps sans que le sang s'y accumule et y stagne presque. 2° Ceci ne peut avoir lieu qu'autant que cette même partie est dans un état de faiblesse, ou absolue, ou relative.*

Il faut remarquer ici que cette faiblesse se rapporte réellement aux plus petits vaisseaux de la partie enflammée. Au reste, quant au siége de l'engorgement, l'auteur doit être compté parmi ceux qui le placent dans les petites artérioles ; ce qui cadre mieux avec les théories mécaniques qu'il veut y appliquer. Occupons-nous maintenant de la solution du problème que nous avons posé, et tâchons d'éclaircir tous les doutes que la matière amenée à ce point doit nécessairement avoir laissés dans l'esprit de nos lecteurs.

# CHAPITRE IX.

Solution du problème sur la nature de l'engorgement inflammatoire dans les vaisseaux capillaires, basée d'abord sur les observations faites sur les capillaires veineux de la partie enflammée. Motifs qui ont déterminé à entreprendre de préférence ces observations sur les méninges ; manière de faire ces observations.

On peut étudier les principaux phénomènes de l'engorgement capillaire dans tous les organes et dans toutes les membranes qui ont été le siége d'une inflammation qui s'est terminée par la mort. Cependant les membranes du cerveau, lorsqu'elles sont enflammées , sont les plus propres à ces recherches ; d'abord, parce qu'elles abondent en vaisseaux capillaires sanguins assez visibles en état de santé, et très visibles lorsqu'il y a eu inflammation ; en second lieu, à cause de la marche en sens

inverse (qui est ici bien apparente) des ramifications artérielles et des ramifications veineuses,
dont les premières montent des tempes au vertex,
et les secondes, au contraire, descendent du vertex aux tempes. Enfin, cet endroit est encore pré-
férable, attendu que tous les troncs veineux sont
fortement tendus et vont se dégorger dans les
sinus, faisant ici l'office de veines plus grosses;
circonstances qui offrent toutes une grande facilité
à suivre de l'œil la direction des plus petits capillaires, de sorte qu'on les voit et on les suit dans
leur plus grande étendue, pouvant ainsi faire des
observations plus précises et en déduire des corollaires plus certains.

Après avoir donc mis à nu la voûte des méninges, ou, pour mieux dire, la face supérieure de la
dure-mère, ayant soin d'enlever adroitement la
portion du crâne qui y correspond, laissant chaque
chose en son lieu de manière à ce que les membranes restent intactes dans toute leur surface, fer-
mes et bien tendues sur le cerveau, on aperçoit
sur cette surface un grand nombre de vaisseaux
capillaires entrelacés irrégulièrement, quelques-

uns aussi minces que des cheveux , d'autres un peu plus gros, venant tous se réunir vers le sommet de la tête, où ils forment des troncs d'un plus gros calibre. Ces troncs, comme on sait, débouchent dans les sinus. Maintenant, pour mieux préciser le point le plus propre à cette observation , qu'on examine les cinq ou six troncs qui s'ouvrent dans le sinus longitudinal , soit à droite, soit à gauche, peu importe, et on les trouvera plus ou moins gros, gonflés par le sang que l'inflammation y a accumulé. Ce sang est immédiatement transmis, par ces mêmes troncs, dans le sinus longitudinal ; ce sont donc de petits troncs veineux, et le fait est hors de doute. A partir du sinus longitudinal, suivez-les maintenant dans leurs ramifications qui descendent du côté des tempes : on les voit se subdiviser de plus en plus, augmenter en nombre et diminuer de calibre, au point que l'œil peut difficilement les apercevoir quand ils sont parvenus à une certaine distance du sommet de la tête. Néanmoins leur marche et leur diminution de calibre étant tels que nous les rapportons ici, il faut convenir que ces mêmes vaisseaux capillaires , pour si minces qu'ils deviennent et autant que l'œil peut les suivre, sont toujours des capillaires veineux , qui s'entrelacent tantôt par leurs subdivisions , tantôt par leurs anastomoses, et s'amincissent de plus en plus ; de sorte qu'en descendant du vertex aux tempes, ils offrent une disposition tout-à-fait contraire à celle qu'ils ont en remontant des tempes au vertex, où on les trouve grossis pour former les troncs qui débouchent enfin dans le sinus longitudinal.

Il ne suffit pas de les suivre de l'œil tels qu'ils se présentent ; il est bon encore de les rendre de plus en plus visibles, en cherchant à faire passer dans les petites ramifications une plus grande quantité de sang. Il suffit, pour cela , de passer légèrement la pulpe du doigt ou quelque instrument lisse et obtus sur les plus gros troncs, et pousser ainsi le sang dans la direction des rameaux qui s'en détachent et qui, par leur grande ténuité, sont presque invisibles. Par ce moyen bien simple, on finit par apercevoir de petits rameaux là où auparavant on n'en voyait pas la moindre trace. Et ceux-ci sont également et évidemment

des capillaires veineux ; car si on les examine à
l'aide d'une bonne loupe , on les voit se ramifier,
s'anastomoser comme les autres branches d'où ils
proviennent, et se rappetisser au point que l'œil se
perdant dans leur lacis et leurs nombreux détours ,
il devient impossible de suivre les traces de tous ces
petits filamens. C'est donc ainsi que les ramifications capillaires qu'on trouve parsemées sur la
dure-mère enflammée, soit qu'on les suive depuis
les dernières subdivisions qui se terminent aux gros
troncs aboutissant eux-mêmes au sinus , soit qu'on
les prenne des gros troncs jusqu'aux ramifications, ce qui revient au même , elles sont toutes,
autant qu'on peut en voir, veineuses, et le réseau
inflammatoire est entièrement composé de capillaires veineux : les yeux suffisent ici pour décider
la question. Celui qui, n'ayant pas occasion d'examiner des cadavres , voudrait se former une idée
nette de ces troncs lorsqu'ils débouchent dans le
sinus longitudinal , n'a qu'à consulter les deux
planches de Vicq - d'Azir xxix et xxx , et l'explication qui en est donnée par ce célèbre anatomiste
(qui s'est particulièrement occupé de la description

des veines du cerveau ) dans le sixième volume de ses œuvres. Cela suffit pour faire comprendre-la disposition de ces troncs veineux , mais ce n'est pas assez pour bien concevoir l'engorgement capillaire inflammatoire ; il faut l'étudier sur les méninges elles-mêmes enflammées. C'est , je dirais presque , une injection naturelle de sang opérée seulement par la force de l'inflammation ; injection d'autant plus abondante et d'autant plus concluante pour nous, que l'inflammation a été plus intense, et jamais elle ne pourra être imitée par des injections artificielles. Il faut ajouter, en outre, que l'injection inflammatoire a le grand avantage, ainsi que nous l'avons déjà fait remarquer, d'obéir à la main de l'observateur, prenant toutes les directions qu'il veut, et faisant tous les détours qu'il désire examiner; ce qui a toujours lieu très aisément à cause de la grande fluidité et de la grande mobilité que le sang conserve, quoique stagnant, dans ces petits vaisseaux.

# CHAPITRE X.

Suite de la solution du problème d'après l'observation faite sur les vaisseaux capillaires artériels.

Nous avons parlé jusqu'à présent de rameaux veineux avec leurs capillaires, et nous les avons examinés les uns et les autres dans leur origine, dans leur marche et dans leur terminaison; tous ont été trouvés gorgés de sang et formant à eux seuls le réseau vasculaire de l'inflammation. Mais cela ne suffit pas encore pour résoudre compléte- ment le problème que nous nous sommes proposé. Nous n'avons parlé ni des rameaux, ni des capillai- res artériels ; or, nous demandera-t-on, où et com- ment se trouvent-ils? La réponse est fort simple : ils sont à leur place, mais vides ou presque vides de sang ; ce que nous allons éclaircir de manière à ce qu'il n'y reste pas le moindre doute. L'artère méningée moyenne, dont l'empreinte est marquée à la face interne du pariétal, est celle que nous choisissons ici pour cette observation. Pour celui qui est anatomiste, la dénomination suffit ; mais si cependant on désire mieux s'en souvenir, qu'on regarde la première planche du cerveau dans l'ouvrage déjà cité de Vicq-d'Azir. Le tronc de cette artère, lorsque la dure-mère est mise à nu, ainsi que nous l'avons dit plus haut, sort de la région temporale et monte au vertex, envoyant en avant vers la région frontale, et en arrière vers l'occiput, de nombreux rameaux qui se subdivisent également à mesure qu'ils s'avancent vers le sinus longitudinal ; ils s'amincissent aussi et forment entre eux plusieurs anastomoses. On peut très aisément suivre sur le cadavre les ramifications du tronc, et tout ce que l'œil peut apercevoir, tronc et rameaux, tout est vide ou presque vide de sang ; ces vaisseaux sont resserrés et affaissés, offrant un aspect bien différent des troncs veineux correspondans, de leurs rameaux et de leurs capillaires, qui sont tous gorgés de sang. Cependant il est vrai de dire que ces rameaux artériels, quoique fort minces, ne le sont pas encore suffisamment pour pouvoir être considérés comme des capillaires; et l'on pourrait soupçonner par conséquent que si le tronc et ses premiers rameaux sont vides, en revanche les capillaires sont gorgés de sang. S'il en était ainsi, le même moyen artificiel dont on s'est servi pour faire mieux ressortir les petits capillaires veineux, devrait produire le même effet, et plus encore, sur les capillaires artériels ; la marche de la circulation nous en indique suffisamment le motif. En effet, ce sont, en résumé, les ramifications artérielles qui, plus ou moins amincies, donnent lieu ou, pour mieux dire, se changent en capillaires veineux : c'est ce qui a été vu par tous les observateurs qui ont étudié les phénomènes de la circulation sur de petits animaux vivans à sang chaud et à sang froid. Haller et Spallanzani, qui sont les plus grands observateurs qu'il y ait eu sur cette partie de la physiologie, ne nous ont laissé aucun doute sur la communication directe, facile et continuelle entre les capillaires artériels et les capillaires veineux, qui forment entre eux un réseau dans lequel le sang circule très librement. Par conséquent, de la même manière que nous avons pu faire passer aisément le sang des rameaux veineux dans les plus gros capillaires d'abord, et de ceux-ci aux plus petits, on devrait parvenir à faire passer le sang des capillaires veineux dans les petits vaisseaux artériels correspondans, qui sont vides, comme nous l'avons déjà dit; et il paraîtrait enfin qu'on dût parvenir ainsi à faire passer au moins le sang dans quelques-uns des rameaux, assez visibles, qui proviennent du tronc de l'artère méningée. Mais cela n'arrive jamais; tandis que par la moindre pression exercée sur de petits rameaux veineux, on peut refouler le sang vers le tronc d'où il a été chassé d'abord, et le pousser dans toutes les directions, avec une grande facilité, jusqu'aux plus petits capillaires; ce qui fournit à l'observateur un spectacle des plus curieux. Supposons toutefois que les capillaires artériels seulement soient gorgés de sang, ce qui n'est certainement pas, on verrait alors le transport du sang s'opérer plus facilement encore sous la pression. En effet, si les capillaires veineux trouvaient les capillaires artériels déjà distendus par le sang, ceux-ci, ayant derrière eux des rameaux d'un plus gros calibre et vides, présenteraient moins d'obstacles au passage du sang que lorsqu'on cherche à refouler le sang des petits filamens veineux vers les rameaux veineux.

Je trouve dans mes notes que j'ai tenté jadis une injection partielle de l'artère méningée avec de la cire teinte en vert, dans le but de la voir pénétrer dans les moindres ramifications artérielles, et de mieux examiner de cette manière jusqu'où parvient le vide de ces ramifications. Je ne puis pas dire que j'ai vu l'injection s'étendre bien loin ; néanmoins, dans toute l'étendue qu'elle a parcourue, elle n'a pu pénétrer dans aucun des rameaux, ni petits, ni gros, que j'avais déjà marqués auparavant appartenir indubitablement aux veines. Cependant, quoique mon essai n'ait pas complétement réussi, il a pu suffire à me démontrer toujours mieux que dans toute l'étendue occupée par l'injection, les petits rameaux artériels n'arrivaient point jusqu'au réseau inflammatoire, et ne pouvaient par conséquent en faire partie. Il est probable que le prompt refroidissement de la cire liquide, l'affaissement et la diminution de calibre des capillaires artériels, restés vides dans les derniers momens de la vie, auront empêché que l'injection ne pénétrât plus loin. J'aurais voulu faire, dans ces derniers temps, des injections avec le mercure, cherchant ensuite à le faire avancer lentement par son propre poids, comme cela se pratique pour injecter les vaisseaux lymphatiques, ou employant même une légère pression pour le faire passer du tronc de l'artère méningée à ses rameaux; mais depuis long-temps il n'est plus en mon pouvoir d'entreprendre de semblables expériences, comme je le pouvais par le passé. Je désire que d'autres puissent tenter ce qu'un sort malheureux m'a empêché de faire moi-même dans ces dernières temps; quoique cependant je crois que ce que j'ai fait jusqu'à présent suffit pour mettre hors de doute ce que nous avons avancé.

# CHAPITRE XI.



On trouve dans l'ouvrage de Spallanzani sur les phénomènes de la circulation, plusieurs passages relatifs à la grande difficulté qu'on éprouve quand on veut distinguer dans les animaux vivans les petits vaisseaux artériels des veineux, dans l'état normal de la circulation observée au microscope. Nous croyons devoir rapporter ici une de ses observations les plus remarquables : *Que le lecteur se figure un réseau très embrouillé, dont les mailles, composées elles-mêmes de fils de diverse grosseur, diffèrent essentiellement, et dans la forme et dans la grandeur, et il aura une certaine idée de la nature et de la position réciproque des petits vaisseaux. Il y en a d'artériels et de veineux; mais cette différence né peut être aperçue que tard, car pendant quelque temps le mouvement circulatoire est aussi rapide dans les uns que dans les autres.* Maintenant on pourrait nous demander si la même difficulté, et une plus grande peut-être, n'existe pas dans la question que nous traitons, lorsqu'on ne peut pas voir les capillaires artériels remplis de sang? D'où il suivrait que si on ne les voit pas dans cet état de plénitude, ce n'est pas parce qu'il n'y en a point, mais parce qu'ils sont imperceptibles à l'œil, vu qu'ils se trouvent entrelacés et mêlés avec les capillaires veineux gorgés eux-mêmes de sang. Dans ce cas, le vide se bornerait aux rameaux artériels visibles non capillaires, qui se trouvent en effet dans un état de vacuité; mais on ne saurait établir à cet égard une juste comparaison. Ce grand observateur agissait sur des animaux vivans, et nous sur les cadavres. Il aurait voulu connaître aussi, dans le réseau des derniers capillaires, le point où finissent les artériels et où commencent les veineux; mais il lui fallait attendre pour cela long-temps, pour que, l'animal s'affaiblissant et la circulation, devenant de plus en plus lente, on pût reconnaître aisément la différence qui existe entre ces deux sortes de capillaires. Il lui fallait aussi, dans ce même but, suivre patiemment de l'œil les plus petits vaisseaux jusqu'à ce que, devenant un peu plus gros, il eût été facile de distinguer s'ils prenaient la direction des veines ou des artères. Nous, au contraire, nous avions seulement besoin d'examiner des rameaux et des capillaires veineux visibles et gorgés de sang, stagnant à la vérité, mais qui suit cependant assez facilement l'impulsion qui lui est imprimée par la main de l'observateur. Nous n'avions pas besoin de faire attention à la différence de rapidité du cours du sang, puisque tout était sans mouvement, et nous n'avions qu'à comparer aux vaisseaux veineux des rameaux artériels de différent calibre, tout-à-fait vides jusqu'où l'œil pouvait les atteindre. L'observation donc la plus circonspecte et un procédé bien simple, tel que celui dont nous avons déjà parlé, devaient nous montrer clairement l'engorgement et l'infiltration de tout l'arbre veineux des membranes sur les-

quelles avait lieu notre examen , ainsi que l'affaissement et la vacuité de l'arbre artériel. L'œil, dans
un fait aussi simple, était bon juge, et il ne pouvait
y avoir aucune difficulté comme lorsque l'observation a lieu sur des animaux vivans. Maintenant je
demanderai pourquoi nous devrions admettre des
capillaires artériels remplis de sang et cependant
invisibles au milieu des capillaires veineux, puisque
l'observation ne les montre pas?

Dans mes premières observations, n'ayant encore
pu , pour ainsi dire, déterminer complétement la
composition du réseau capillaire inflammatoire, je
cherchai à éloigner de moi la moindre illusion et
à mettre les faits hors de doute. C'est ainsi que
tout en observant avec attention ce même réseau
tantôt à l'œil nu, tantôt armé d'une bonne loupe,
j'y distinguai par ci par là quelques filamens plus
minces que tous les autres; ils étaient en très petit
nombre et pouvaient, par leur belle couleur rosée,
être distingués des autres remplis d'un sang plus
foncé, évidemment veineux. Ces deux circonstances
semblaient m'indiquer que c'étaient autant de filamens artériels , puisque c'est au sang artériel

qu'appartient une couleur moins foncée, et que les artères, comme chacun sait, sont en plus petit nombre que les veines correspondantes ; l'arbre veineux, au reste, dans sa totalité a beaucoup plus de capacité que l'arbre artériel. Mais je ne tardai pas à m'apercevoir de l'erreur, lorsque je commençai à pousser légèrement avec le doigt le sang contenu dans ces petits vaisseaux, le faisant ainsi passer dans les rameaux contigus d'un plus fort calibre. Je voyais alors ceux-ci se gonfler immédiatement, et le sang qu'ils contenaient devenir aussi foncé que celui des vaisseaux environnans. La couleur rosée de ces petits capillaires ne dépend donc pas de ce que le sang contenu est artériel ; ce n'est qu'une nouvelle preuve de la propriété qu'ont les substances diaphanes colorées, ou fluides, ou solides, de perdre de leur couleur quand elles s'amincissent. C'est ainsi que la boule d'un thermomètre à alcohol coloré en rouge est d'un rouge foncé presque noir, tandis que le petit tube qui la surmonte est d'un rouge tellement pâle que l'œil a de la peine à distinguer la petite colonne de liquide qu'il contient ; c'est ainsi encore qu'un petit fragment de verre coloré semble n'avoir aucune couleur. Dans l'ouvrage cité , Spallanzani rapporte quelques phénomènes tout-à-fait analogues à ceux-ci , observés sur une salamandre et sur un lézard ; je crois utile de les rapporter : *Ayant suivi une autre veine , dont on voyait une longue portion , j'observai que là où elle s'amincissait , le sang prenait la couleur de la lymphe ; et puis , à mesure que cette veine grossissait , à l'aide des autres rameaux qui allaient s'y réunir , le sang devenait plus rouge , et cette couleur allait en augmentant à mesure que la veine contenait plus de sang.*—On lit un peu plus bas : *Il était en mon pouvoir de faire qu'un vaisseau très rouge devînt d'un rouge jaune ; il suffisait , pour cela , de le dégorger légèrement. Si j'ôtais un peu plus de sang , le vaisseau jaunissait complétement ; et en continuant encore à le dégorger , il devenait d'un blanc transparent , et les globules , rouges d'abord , paraissaient aussi transparens. — Je pouvais encore ,* continue plus loin Spallanzani, *opérer tout le contraire à volonté. Après avoir choisi une petite branche , je forçais le sang à passer tout ou presque tout dans les rameaux. Alors le pre-*

mier vaisseau, restant presque entièrement privé de globules, devenait transparent. Après cela, je comprimais les rameaux, forçant le sang dont ils étaient gorgés à rentrer très lentement dans la branche primitive. Ce vaisseau commençait alors par se teindre en jaune; à mesure que le sang s'accumulait, il devenait rougeâtre, et si je continuais à comprimer les rameaux de manière à remplir encore la première branche, celle-ci reprenait la même couleur qu'elle avait auparavant.

J'ai cru devoir faire part à mes lecteurs de ce doute que j'eus dès le commencement de mes observations, par cela même que souvent j'ai entendu d'autres personnes avancer la chose non pas comme douteuse, mais bien positive. Plusieurs fois il m'est arrivé de mettre sous les yeux de personnes de l'art quelque réseau capillaire inflammatoire, et de leur demander comment ils s'y prendraient pour distinguer les capillaires artériels des capillaires veineux. J'en ai trouvé peu qui aient hésité; la plupart m'indiquaient comme vaisseaux artériels ces petits filamens que, depuis longtemps déjà, j'avais appris devoir placer parmi les vaisseaux veineux. Je les laissais cependant dans leur erreur, car je voulais seulement m'assurer de leur manière de voir et de juger. Au reste, dans la croyance où ils étaient que parmi ces vaisseaux veineux il y en avait d'artériels, pouvaient-ils me montrer autre chose que ces petits vaisseaux qu'ils m'indiquaient? Cependant il leur suffisait de fixer un moment leur attention sur le tronc de la méningée vide et sur ses ramifications également vides, pour être moins prompts à indiquer des capillaires artériels remplis de sang, tandis que le tronc et les branches d'où ils auraient dû provenir étaient vides. J'ajouterai encore à cela que, lors même qu'il y aurait quelques capillaires artériels pleins de sang, surtout là où ils se continuent avec les capillaires veineux, laissant douter d'être encore artériels ou de s'être déjà changés en veineux, cela n'ôterait pas à ces derniers de composer essentiellement le réseau inflammatoire.

Et en effet, 1° les capillaires artériels seraient toujours en plus petit nombre que les veineux, de même que toute la capacité de l'arbre artériel est notablement moindre que celle de l'arbre veineux, quelle qu'en soit la différence numérique, que nous n'avons pas besoin de préciser ici.

2° Tous les petits rameaux veineux assez visibles appartenant au réseau sont également ( et il faut bien noter cette circonstance ) très gorgés de sang, et il s'en faut beaucoup que ce soient des vaisseaux capillaires, car c'est d'eux au contraire que naissent les capillaires du réseau. L'observation, en effet, nous le montre clairement dans les veines de la dure-mère débouchant dans les sinus qui en sont les plus rapprochés, et dans celles où les artères correspondantes, qui sont également visibles, restent vides ; différence qui est par elle-même d'un grand poids, car on peut en déduire que, puisque les gros rameaux veineux et les capillaires sont visiblement remplis jusqu'où l'œil peut les atteindre, il est plus que probable, au contraire, que les rameaux artériels étant évidemment et visiblement vides, il doit en être de même de leurs capillaires que l'œil ne peut apercevoir.

3° Ces petits rameaux veineux et ceux qui sont même d'un plus gros calibre ont une grande part dans la formation des produits de l'inflammation, comme nous l'avons déjà noté, et comme, au reste, nous le verrons mieux par la suite; ce qui prouve encore que le réseau inflammatoire et toutes ses fonctions appartiennent à l'arbre veineux.

4° Enfin, comme dans cette supposition il s'agirait seulement de l'extrémité de ces capillaires artériels qui se trouvent prêts à revêtir la forme et la fonction des veines, on peut concevoir, sans crainte de s'écarter de la vérité, que dans ces extrémités il n'y a plus aucune différence essentielle entre les deux arbres; différence qui commence seulement là où ces derniers capillaires se réunissent successivement des deux côtés, pour former des vaisseaux d'un plus gros calibre. Il faut donc convenir que le réseau capillaire inflammatoire est exclusivement formé par l'arbre veineux.

# CHAPITRE XII.



Les choses étant telles que nous venons de le dire par rapport au réseau capillaire de l'inflammation, deux questions se présentent facilement à l'esprit de ceux qui n'ont pas poussé bien loin leurs études anatomiques. Et d'abord, dans quel état se trouvent sur le cadavre tous les rameaux artériels en général, puisque les capillaires, du moins les plus apparens, restent vides là où est le siége de l'inflammation ? S'agit-il d'une vacuité partielle de

ces capillaires, ou tout au plus des rameaux artériels d'où ils proviennent directement? En second
lieu, quel est l'état général de l'arbre artériel dans
les cadavres de ceux qui ont succombé à la suite
d'une maladie non-inflammatoire? Est-il rempli
de sang partout? Une seule réponse suffit à ces
deux questions : tout l'arbre artériel, tronc, rameaux et capillaires, est vide, ou à peu près, dans
les cadavres, presque toujours après toute espèce
d'affection, qu'on ait ou qu'on n'ait pas saigné, qu'il
y ait eu ou non réseau capillaire inflammatoire dans
le cours de la maladie. Ceci est le fait général,
sauf quelques cas qui ne doivent point faire règle,
d'autant plus qu'il y a alors d'autres causes spéciales; de sorte que, et par leur spécialité, et par
leur minorité relativement à tous les autres cas,
ils ne prouvent rien contre la règle générale.

Nous nous arrêterons un peu sur ce phénomène
de la vacuité des artères dans le cadavre, car il
mérite par lui-même de fixer l'attention, et il
est d'ailleurs étroitement lié à la matière qui nous
occupe.

Il n'a point échappé à l'observation de celui

qui a découvert la circulation que, dans les cadavres, les artères et le ventricule gauche du cœur contiennent bien moins de sang que les veines, surtout les caves, et le ventricule droit. Après Harvey, d'autres ont également admis cette différence sur la quantité de sang entre les deux arbres artériel et veineux. Boerhaave, dans ses *Prælectiones* académiques, affirme, en trois endroits différens, la vacuité complète des artères dans le cadavre. Haller, au contraire, prétend, dans ses notes aux *Prælectiones* du maître, n'avoir jamais trouvé cette vacuité dans les cadavres : *Arterias a morte nunquam vacuas reperio* (1). Après, dans l'*Elementa* (2), revenant sur le même argument : *Nec a morte* ( dit-il ) *arteriæ inanes sunt*, mais on les trouve toujours aussi remplies dans le cadavre que dans le vivant. = Opposition bien évidente et bien extraordinaire en lui, car, en toute chose, il fut observateur scrupuleux autant que partisan fidèle de la vérité. Mais il ne s'arrêta pas là; et ce que Boerhaave avait avancé plusieurs fois comme

(1) *Prælect. Acad.*, vol. I, pag. 213.

(2) Vol. I, pag. 154.

fait positif, a. été presque dénaturé par lui en disant : *Aliquæ voces præceptori elapsæ*. Nous tâcherons par la suite d'expliquer cette opposition.

Morgagni affirme que, dans la plupart des cas, la plus grande partie du sang se trouve dans les veines ; il ne nie pas cependant d'en avoir trouvé, sur quelques cadavres, dans les artères ; mais ces *quelques cas*, comparativement à ce qui a lieu en général, doivent être considérés comme autant d'exceptions. Voici le texte de Morgagni : *Concedo maximam ut plurimum partem sanguinis ex arteriis in venas compelli, ut tamen addam in non paucis cadaveribus me magnam sanguinis partem in arteriis observasse* (1). J'aime d'autant mieux rapporter ici ce passage, qu'un des disciples de Morgagni, André Pasta, n'étant pas porté à admettre la vacuité des artères, et voulant toutefois profiter de l'autorité du maître, mutila la phrase, passant sous silence la première partie, et dit seulement que *in non paucis cadaveribus*, etc. (2) : triste exemple qui montre que dans les discussions scientifi-

(1) *Advers. Anatom.*, pag. 83 ; *Animadvers.*, 42.

(2) *Epistolæ duæ*, etc.

ques, même les plus indifférentes, la bonne foi n'accompagne pas toujours les opinions qu'on adopte. Quoi qu'il en soit cependant, ni la grande opposition de Haller, ni la concession de Morgagni, ni les exceptions au fait général que l'on trouve parfois, ni les expériences de Pasta sur des chiens diversement étranglés ( expériences propres plutôt à démontrer une exception qu'à éclaircir la généralité du fait), n'ont jamais suffi, auprès de ceux qui cultivent l'anatomie pratique, pour leur faire renoncer à ce qui tombe tous les jours sous leur observation, c'est-à-dire à la vacuité des artères sur le cadavre ; chose tellement commune qu'on ne saurait la mettre en doute.

Voyons maintenant si à ce fait général de la vacuité des artères dans le cadavre , on trouve quelques exceptions, et quelles en sont les causes particulières. Harvey, le premier, en a indiqué deux : la mort par suffocation, et la syncope; dans ces deux cas, il a trouvé les artères pleines de sang, ce qui signifie que dans les autres il les trouva vides ou presque vides. Schwencke, dans son *Hæmatologia*, plusieurs fois citée, après avoir dit que :

*Arteriæ post mortem vacuæ inveniuntur*, ajoute les exceptions suivantes : *Aliquando tamen sanguis repertus fuit in arteriis veluti in morbis malignis, vel etiam in illis quibus, ex putredine humorum, elasticitas arteriarum periit, aut denique in ebriosorum hominum corporibus vel parte, ubi obstaculum est in ultimis capillaribus, quo minus in venis impelli potuit.* Pour ce dernier cas, où il s'agit d'un obstacle survenu dans les plus petits capillaires, il rapporte l'observation d'une petite fille très délicate chez laquelle le ventre s'enfla ; ce gonflement fut suivi d'un flux de sang pur, et la malade succomba presque subitement. Schwencke trouva toutes les artères abdominales gorgées de sang ; les veines, grosses et petites, étaient remplies d'air. D'où il déduit que l'obstacle qui a empêché le sang contenu dans les artères de passer dans les veines, déjà remplies d'air, l'a forcé à rester dans les artères et à passer même dans les intestins. L'auteur ne donne pas ici une explication satisfaisante, mais il nous suffit de constater le fait exceptionnel des artères remplies de sang ; d'où l'on voit toujours mieux la généralité du fait contraire, c'est-à-dire des artères vides.

Un cas qui offre une autre exception est le suivant. Une jeune fille mourut d'une phthisie pulmonaire scrofuleuse , accompagnée de fréquens accès d'asthme qui menaçaient suffocation. Je ne vis la malade qu'au dernier jour de sa vie , et elle était précisément dans un accès mortel; le pouls, très petit et très fréquent , donnait jusqu'à 160 pulsations par minute. L'autopsie montra toutes les artères de la tête remplies de sang , excepté la méningée moyenne ; leurs ramifications étaient partout remplies de sang , et , en s'unissant aux ramifications veineuses également gorgées par ce liquide, formaient un réseau vasculaire sur toute la surface du cerveau. Au reste, les méninges et le cerveau n'offraient aucune trace d'inflammation , le réseau vasculaire étant d'ailleurs comme pendant la vie, c'est-à-dire avec des veines et des artères contenant la même quantité de sang que d'ordinaire. Les lésions inflammatoires étaient dans les poumons : le droit adhérait à la plèvre costale et pulmonaire, son lobe supérieur présentait plusieurs points en suppuration, et il y avait un grand abcès à sa base ; le gauche était également adhérent à la plèvre costale, et sa partie interne était occupée par un vaste abcès plein de pus, d'où partaient plusieurs sinus remplis aussi de matière purulente. Dans les deux cavités de la poitrine il y avait deux livres environ de sérum sanguinolent. Le cœur était sain ; mais les deux ventricules et les oreillettes contenaient du sang caillé. Les veines caves et jugulaires, l'aorte descendante et ascendante avec toutes ses ramifications, et surtout les carotides, étaient également remplies de sang.

Si l'on considère bien maintenant toutes les circonstances d'une mort aussi lente, la grande fréquence et la petitesse du pouls qui indiquait une circulation déjà à demi éteinte, et le mouvement du sang dans les artères presque nul ou même plutôt oscillant que progressif, il n'est pas difficile de donner à ce cas exceptionnel une explication convenable. Je crois encore qu'il serait utile à la science d'examiner les cadavres de ceux qui succombent dans des circonstances analogues à celles de l'observation que nous venons de citer, et de voir si, ayant les artères remplies, on doit les classer parmi les exceptions. Ce phénomène

exceptionnel serait alors réduit à ses véritables causes. Que si l'on pouvait observer de la même manière toutes les autres exceptions et chercher les
causes particulières auxquelles elles appartiennent,
ces exceptions mêmes viendraient confirmer le
fait général de la manière la plus logique. Quant
à nous, notre but principal a été de convaincre le
lecteur que le fait général est que, dans le cadavre, les artères sont vides de sang; ce n'est que
dans des cas exceptionnels qu'on trouve le contraire. C'est ainsi qu'on peut résoudre, pour ce qui
est simplement de fait, la difficulté suscitée par
l'opposition que nous avons déjà notée entre l'opinion de Boerhaave et celle de Haller. Le premier
s'en tint au fait général et ne laissa entrevoir
aucune exception; le second, au contraire, se
borna aux exceptions, qui formèrent pour lui règle
générale; cependant elles sont en petit nombre,
et, ce qui est bien pis encore, elles n'ont jamais
été rapportées à leurs causes particulières. Parmi
ces deux opinions opposées se trouve celle de
Harvey, qui indiqua deux cas exceptionnels; celle
de Morgagni, qui convint tout à la fois et du fait

général et des exceptions ; et celle enfin de Schwencke, qui a positivement admis le fait général et a indiqué aussi quelques exceptions qui méritent d'être vérifiées par ceux qui cultivent l'anatomie pathologique, en même temps qu'on devrait en étudier les causes. Mais jusqu'à présent, quoiqu'on ait généralement admis la vacuité des artères dans le cadavre, et qu'on ait bien moins contesté ce fait que dans la première moitié du dernier siècle, il s'en faut cependant qu'on ait poussé plus loin les observations et les inductions, et le fait lui-même est resté isolé, sans donner lieu à aucune application importante et utile à la science.

Vers la fin du dernier siècle, l'auteur des célèbres *Lettere Fisiologiche*, Michel Rosa, homme de génie et d'une grande érudition, qui professa la médecine avec succès, d'abord à l'université de Pavie et ensuite à celle de Modène, réveilla la curiosité des physiologistes sur la vacuité des artères dans le cadavre, fait qu'on avait négligé et presque oublié. Il voulut prouver que dans l'animal vivant il n'y a pas quantité de sang suffisante

pour remplir toute la capacité des vaisseaux sanguins artériels et veineux ; et, s'appuyant sur cela,
il prétendit que les artères ne devaient contenir
qu'un peu de cette *vapeur expansile* que lui-même
avait imaginée, et devaient, en outre, être presque
vides dans le vivant, et entièrement vides dans le
cadavre. Nous n'irons pas examiner minutieusement le sujet de ces lettres, qui fut alors soutenu
et combattu avec beaucoup de chaleur, sans doute,
mais avec peu de profit pour la science. Nous
remarquerons seulement que, malgré toutes les
discussions qu'on eut alors sur la vacuité des artères dans le cadavre, les recherches qu'on fit sur ce
phénomène ne s'appliquèrent point au réseau vasculaire inflammatoire, et on n'en retira aucune
notion qui pût éclaircir la théorie de l'inflammation. Le fait principal fut mieux connu par ces
mêmes recherches, et on le rendit peut-être plus
évident ; mais il n'obtint pas toute l'importance
qu'il semblait mériter, et ne donna point aux opinions de Rosa toute la valeur qu'il s'en promettait.
Quoi qu'il en soit, cependant, il est bon de
noter, comme chose digne de l'histoire de la méde-

cine, les deux opinions contraires qui ont régné et règnent encore aujourd'hui sur cette matière : la première est que les artères de tout calibre, y compris les capillaires, sont vides dans le cadavre, et que tout le sang se trouve dans les veines, ce qui est vrai; la seconde, que dans le réseau capillaire de l'inflammation, regardé par la plupart comme entièrement composé de capillaires artériels, ces capillaires sont complétement gorgés de sang; ce qui est d'abord contradictoire au fait admis de la vacuité des artères dans le cadavre, et ensuite faux, ainsi que nous l'avons démontré. Je dirai même que si l'on eût bien réfléchi au grand phénomène de la vacuité de l'arbre artériel dans le cadavre, on aurait pu présumer que les capillaires artériels ne sont jamais gorgés de sang dans le réseau inflammatoire; mais il s'en faut qu'on ait jamais considéré ce phénomène comme ayant quelque rapport avec la théorie de l'inflammation.

# CHAPITRE XIII.



Pour résumer en peu de mots ces différences, on
peut dire que dans le grand phénomène de la circulation du sang, fonction qui appartient entièrement aux arbres artériel et veineux , l'artériel est
un organe *actif*, et le veineux un organe *passif :*
le premier distribue le sang à toutes ses ramifications , le second se borne à le recueillir. Exami-
nons-les séparément dans l'accomplissement de ces
deux fonctions. C'est le cœur qui imprime au sang

une impulsion assez forte pour qu'il puisse parcourir tout l'arbre artériel jusqu'à ses derniers
capillaires , et pénétrer même jusque dans les
capillaires veineux. La première différence essentielle entre les deux arbres est donc qu'à la racine
de l'artériel se trouve placé le grand moteur du
sang , tandis que le veineux n'a point, et sa fonction d'ailleurs ne le comporte pas, un moteur qui
lui soit propre; il ne reçoit d'autre impulsion que
par le peu de force qui reste encore aux derniers
capillaires artériels, et qui, après avoir parcouru
tout cet arbre, se fait même ressentir aux capillaires veineux. C'est ainsi que le sang parcourt
l'arbre artériel, qui continuellement se dilate et se
contracte, et parvient du centre à la périphérie;
tandis que le veineux, privé de mouvement, du
moins perceptible dans ses parois , se borne à lui
offrir un chemin ouvert pour retourner au cœur.
Nous rappellerons à ce sujet les observations de
Spallanzani, qui viennent ici fort à propos : *L'animal* ( c'était une salamandre ) *jouissant encore de
toute sa vitalité, la rapidité du sang dans les plus
petites veines, malgré tous leurs angles et contours*

*innombrables, est absolument la même que celle des plus petites artères ; mais à mesure que les forces de l'animal diminuent, le mouvement paraît de suite plus considérable dans les petites artères ; on y aperçoit bientôt les impulsions du cœur, et alors, dans la plupart des cas, le sang parcourt très lentement les veines correspondantes et s'y arrête même quelquefois : on les trouve alors gorgées d'un sang qui n'y a plus aucun mouvement; d'autres fois, au contraire, elles sont vides et presque complétement effacées (1).*

Or, ce grand ralentissement de la circulation du sang dans les capillaires veineux, comparativement aux capillaires artériels, sur un animal affaibli, prouve deux choses : 1° que le mouvement du sang dans les capillaires veineux est positivement produit alors par un reste de force que conservent encore les capillaires artériels ; 2° que lors même que l'animal est plein de vie, la marche du sang dans les capillaires veineux est toujours déterminée par les capillaires artériels ; et si l'on n'aperçoit pas de différence dans la rapidité de la circulation,

(1) *De l'action du cœur sur les petits vaisseaux veineux*, page 116.

différence qui cependant devrait être visible aux yeux de l'observateur, elle n'en existe pas moins pour cela ; mais la grande rapidité avec laquelle s'opère cette fonction, ne permet pas de voir ce qui devient tout-à-fait évident lorsqu'il y a ralentissement. Au reste, Spallanzani lui-même nous offre ailleurs plusieurs exemples de l'impossibilité où se trouve l'observateur de pouvoir suivre des yeux quelques autres phénomènes de la circulation que sa grande rapidité nous empêche d'apercevoir.

On nous demandera peut-être si en attribuant à l'arbre artériel une activité que nous n'accordons point à l'arbre veineux, nous entendons par là que les artères communiquent aussi au sang une impulsion qui leur est propre et indépendante du cœur? Je réponds que non, et je m'en tiens aux observations démonstratives des deux grands maîtres sur cette matière, Haller et Spallanzani. Tous les deux ont reconnu que le cœur est le seul moteur du sang; si son action est suspendue, celle des artères l'est également, et la circulation cesse pour ne reprendre son cours que lorsque le cœur recommence à agir. L'activité de l'arbre artériel provient donc

toute du cœur, et ce n'est qu'à cet organe que j'ai
voulu attribuer cette activité dont il a été question
en parlant de l'arbre artériel. Je n'ai pas à m'occuper, et d'ailleurs ce ne serait pas ici le lieu
convenable, de l'effet produit sur le sang par le
battement des artères. Cependant, quelle que soit
l'opinion qu'on puisse émettre à ce sujet, elle ne
peut avoir aucune influence sur la matière qui nous
occupe, ni sur les inductions que nous pouvons
en tirer; je rappellerai seulement que l'usage de la
digitale à haute dose, telle que je l'ai employée
dans les maladies inflammatoires, ne m'a pas seulement montré dans beaucoup de cas une diminution extraordinaire dans le nombre des pulsations,
réduites par fois à vingt par minute, mais une fois
j'ai vu leur cessation complète. Et il ne faudrait
pas croire que cette cessation dont je parle ait été
de courte durée; elle s'est, au contraire, prolongée
pendant plusieurs heures, et néanmoins toutes les
fonctions de la vie et le mouvement du cœur sont
restés dans leur état normal, sans quoi la mort
s'en serait suivie: d'où l'on peut conclure que le
battement des artères n'est pas, jusqu'à un certain

point, une condition indispensable, *sine quâ non*, de l'accomplissement de la circulation (¹).

Les artères, outre le grand moteur du sang, ont des propriétés particulières qui les distinguent des veines et les rendent de plus en plus aptes à leur fonction. Nous noterons d'abord la structure de leurs parois, beaucoup plus compacte et difficilement dilatable, si ce n'est par une certaine force contre laquelle ces vaisseaux réagissent en se contractant ; tandis que les veines, formées de parois moins compactes et plus faciles à céder, se laissent facilement dilater par le sang qu'elles reçoivent au fur et à mesure qu'il leur est transmis par les artères. Les veines ne réagissent pas sur le sang en se contractant, mais elles diminuent lentement de calibre lorsque le mouvement circulatoire a cessé. Au reste, ce qui prouve, qu'elles ont bien peu ou point d'aptitude à agir sur le sang pour le pousser vers le cœur, ce sont les valvules, seul moyen qu'ont les veines de soutenir le sang qui doit les parcourir. Nous en voyons encore une preuve dans les hémor-

_____

(1) Voyez *Dissertation sur l'usage de la Digitale*, etc. *Opuscules de Clinique médicale.*

rhoïdes et dans les varices : les unes et les autres sont susceptibles d'une grande dilatation ; mais difficilement , et pas toujours, elles parviennent à reprendre leur ancien calibre.

Les veines ont cependant sur les artères un autre avantage dont il faut tenir compte; c'est que l'arbre veineux a bien plus de capacité que l'arbre artériel; ses ramifications capillaires surtout sont très multipliées et forment un tout inextricable. Cette circonstance contribue aussi à ralentir, surtout dans les veines capillaires , le cours du sang , et à engorger tous ces petits vaisseaux lorsque ce ralentissement a lieu. Au reste, il ne faut pas croire que ce ralentissement soit tel qu'on pourrait le supposer d'après les lois hydrauliques; car, ainsi que l'a judicieusement fait remarquer Haller, l'application de ces lois à l'économie animale doit être faite avec beaucoup de réserve, vu que les effets ne correspondent pas toujours aux causes que l'on fait agir. Il nous suffit d'établir, dans le cas qui nous occupe, qu'il y a entre les deux arbres une différence de proportion assez remarquable; peu nous importe, du reste, que cette différence soit plus ou moins forte, et qu'on puisse ou non la mesurer avec une précision numérique.

Enfin, la vacuité de l'arbre artériel et l'état de plénitude de l'arbre veineux, dans le cadavre, est un fait qui met entièrement hors de doute l'activité de l'un et la passivité de l'autre. Il en résulte, en effet, que tant qu'il y a vie, l'impulsion du cœur, quelle qu'elle soit, suffit à donner aux artères assez d'activité pour pousser le sang non-seulement jusqu'à leurs capillaires, mais encore jusque dans les veines, qui le reçoivent passivement et s'en remplissent; tandis que les artères se vident, et la vie s'éteint dès que le cœur a cessé de se contracter et de se dilater. Si le fait est hors de doute, l'induction l'est également ; dans ce cas même, l'induction confirme toujours davantage le fait.

# CHAPITRE XIV.

**Considérations qui conduisent à la connaissance du mode de forma-tion du réseau capillaire inflammatoire.** Il obéit, en se formant, aux mêmes causes générales qui font que les artères se vident, tandis que les veines se remplissent. De toutes les membranes, la plèvre et la muqueuse bronchique sont les plus sujettes à la formation du réseau capillaire inflammatoire. Ce réseau capillaire étant un travail partiel doit avoir aussi sa cause particulière.

Il paraîtra étrange de prime abord de dire que la formation du réseau capillaire, phénomène qu'on est tenté de croire tout-à-fait particulier et uniquement propre à l'inflammation, obéit aux mêmes causes qui amènent la vacuité de l'arbre artériel et l'engorgement de l'arbre veineux, tels qu'on les trouve dans le cadavre sans aucune inflam-mation préexistante. Néanmoins nous verrons que ces deux phénomènes sont identiques, aux différences près qu'on doit attribuer à l'inflammation. Pour procéder méthodiquement dans l'éclaircissement de cette question, nous commencerons par exposer les faits suivans.

Il faut remarquer d'abord que les parties qui sont les plus exposées aux maladies inflammatoires, ou, en d'autres termes, aux maladies de stimulus accompagnées d'un réseau partiel capillaire, sont : les méninges dans le crâne, la plèvre et la membrane bronchique dans la poitrine, le péritoine dans l'abdomen. Toutes ces membranes sont extrêmement fournies de capillaires, condition essentielle à la formation du réseau constitué par ces petits vaisseaux ; et parmi elles la plèvre et la membrane bronchique sont le plus fréquemment enflammées. Cela dépendrait-il de ce que ces dernières ont une plus grande quantité de capillaires ? C'est ce qui n'est pas aisé à déterminer par l'observation. Mais il est fort probable, d'un autre côté, que le mouvement perpétuel et très considérable déterminé dans ces parties par la respiration doit contribuer à augmenter leur prédisposition au réseau inflammatoire. Cette induction est à la fois

facile et incontestable, quand on a observé que
dans le réseau inflammatoire et même dans tous
les capillaires, lorsqu'il n'y a pas inflammation,
le sang peut être mis en mouvement à l'aide de la
pression la plus légère, et on le fait passer très
aisément d'un petit vaisseau dans un autre. Or,
cette facilité de passage ou de déplacement d'un
lieu à un autre, même éloigné, est une condition
qui, dans le cas d'inflammation, comme nous le
verrons encore mieux bientôt, doit nécessairement
faciliter la formation du réseau inflammatoire.

Nous rappellerons encore que dans les maladies
inflammatoires, il y a augmentation du mouvement
circulatoire du sang, et l'on reconnaît cette augmentation autant au plus grand nombre de pulsations du cœur et des artères, qu'à la force de ces
mêmes pulsations. Le sang sera donc poussé, dans
ce cas, avec une impulsion plus forte que de coutume, des capillaires artériels dans les veineux.
Ceux-ci, ne pouvant contenir dans leur calibre
ordinaire toute la quantité de sang qui leur arrive,
se laisseront dilater, parce qu'ils sont susceptibles
de dilatation, et se trouveront peu à peu gorgés de

sang. Mais avec ces élémens seuls nous n'arriverons point à comprendre de quelle manière se forme un réseau capillaire partiel, c'est-à-dire limité dans un point déterminé de l'économie, comme, par exemple, à la plèvre, au péritoine, aux méninges, et même à une partie seulement de ces membranes, comme cela arrive par fois. Tout ce qu'on peut déduire de cette augmentation générale de circulation, c'est un engorgement général, une pléthore capillaire veineuse, si elle peut exister, mais jamais un engorgement partiel, qui, relativement à tout le corps, est toujours d'une extension très limitée.

Il faut convenir que l'augmentation générale du mouvement circulatoire, ou, en d'autres termes, de la maladie inflammatoire générale, précède presque toujours visiblement, et d'un laps de temps plus ou moins long, la formation du réseau capillaire partiel, ou, ce qui revient au même, l'apparition des symptômes de l'affection locale. Toutefois, malgré qu'un phénomène précède l'autre, il est difficile de comprendre comment cette admirable injection locale, ce réseau capillaire souvent fort épais et très étendu, peut être le produit de la seule

cause qui a déterminé la maladie générale. Dira-
t-on que cette même cause générale s'est fixée plus
particulièrement, ou a agi avec plus d'activité là
où il y a eu formation du réseau? Mais quelle est la
cause qui a produit cette augmentation d'activité
partielle? Que doit-on entendre par cause générale
fixée sur la partie où il y a eu formation du réseau?
Ce ne serait pas, dans ce cas, procéder par l'analyse pour arriver à une induction juste ; mais ce
serait regarder comme chose prouvée ce qui reste
encore à démontrer. Il est hors de doute qu'une fois
que le sang aura été introduit et aura déterminé
un fort engorgement dans une extension partielle
de capillaires, il s'ensuivra une augmentation de
stimulus dans cette partie; augmentation qui pourra
avoir une certaine influence sur la partie même,
se communiquer encore à toute l'économie, et augmenter de plus en plus la maladie; mais il reste
toujours à savoir quelle est la cause qui a commencé
à produire un fort engorgement partiel de sang
sur un point déterminé. Nous admettrons, si l'on
veut, que le sang doit stimuler de plus en plus les
capillaires à mesure qu'il s'y accumule; mais il ne

saurait commencer son action extrêmement stimulante avant d'avoir été abondamment introduit là
où il doit agir en stimulant. Dire le contraire serait
admettre un effet qui précéderait la cause; ce qui
n'est pas seulement erroné, mais absurde. Il faut
donc que ce phénomène partiel ait une cause partielle; cause qui déjà d'avance peut être présu-
mée appartenir à la partie même où se forme ce
réseau capillaire limité. C'est précisément cette
cause qu'il nous reste maintenant à chercher.

# CHAPITRE XV.

**Irrégularité** excessive du calibre des capillaires du réseau inflam‑
matoire, et de la capacité de ses aréoles. On trouve également
cette irrégularité, quoique bien moindre, dans les capillaires à
l'état sain. Origine du mot *vascularité*. Le réseau inflammatoire
n'a cependant pas un seul capillaire de plus que ceux que l'on
voit à l'état sain. Description donnée par Spallanzani.

En examinant attentivement et avec une bonne
loupe le réseau capillaire, l'observateur doit néces‑
sairement s'apercevoir de l'excessive irrégularité
du calibre des petits vaisseaux qui le composent,
comme aussi de la différente capacité des aréoles
formées par l'entrelacement de ces mêmes vais‑
seaux. Il est de fait, ainsi que nous l'avons déjà dit,
qu'à mesure que les capillaires, en se subdivisant,
s'éloignent des rameaux d'où ils proviennent, ils

s'amincissent de plus en plus jusqu'à leur dernière division ; mais il est également vrai qu'en s'amincissant ils conservent la même irrégularité , si toutefois ils n'en augmentent pas. Pour bien comprendre cette marche des capillaires , il suffit de suivre les rameaux mêmes qui se détachent d'un tronc principal , et les autres qui en proviennent successivement; tous présentent une grande irrégularité dans leur calibre, et s'anastomosent de tout côté bien avant de devenir capillaires. Or, les anastomoses des capillaires sont très nombreuses , mais toujours placées irrégulièrement et formées souvent par des vaisseaux d'un plus gros calibre avec d'autres beaucoup plus petits. Toutes ces irrégularités appartiennent aux arbres artériel et veineux; il est aisé de comprendre cependant qu'elles doivent être plus fréquentes et plus évidentes dans l'arbre veineux, à cause du plus grand nombre de petits vaisseaux auxquels cet arbre donne naissance. Un tableau analogue à celui-ci, quoique beaucoup moins saillant , est fourni par les capillaires à l'état normal; on y aperçoit, en effet, cette grande irrégularité dans la distribution vasculaire, quoiqu'il n'y ait pas eu formation de réseau capillaire inflammatoire. Toutefois il y a une très grande différence entre ces deux tableaux, et on ne pourra les confondre si l'on compare le petit nombre de vaisseaux fourni par celui de l'état sain au grand nombre de vaisseaux qu'on aperçoit dans celui qui appartient à l'inflammation. C'est de cette circonstance qu'est venue la dénomination de *vascularité*, donnée dans ces derniers temps à la très grande quantité de capillaires qu'on trouve dans le réseau inflammatoire, comme s'il s'agissait ici d'une nouvelle génération de ces petits vaisseaux, ce qui n'est pas. Dans le réseau inflammatoire il n'y a pas un seul vaisseau de plus qu'auparavant; l'engorgement de sang est la seule chose qui ne s'y trouvait pas à l'état sain, et qui a été déterminé ensuite par l'inflammation. Avant donc que l'inflammation rendît visibles ces petits vaisseaux en les grossissant par la nouvelle quantité de sang qu'elle y a introduite, ils étaient imperceptibles, par cela même qu'ils ne contenaient qu'un petit filet de sang extrêmement mince, et par cela seul transparent, ou seulement du sérum bien transparent aussi; quoi qu'il en soit, dans un cas comme dans l'autre, leur transparence les dérobait à l'observateur. Au reste, dans les parties non enflammées, où ces petits vaisseaux paraissent très rares comparativement à ceux qu'on voit dans le réseau inflammatoire, il suffit de pousser le sang, par une légère pression, hors de quelque capillaire plus gros, pour voir paraître soudainement de petits filets qui étaient restés jusqu'alors invisibles; argument qui prouve clairement qu'il doit en arriver de même dans la formation du réseau qui appartient à l'inflammation. L'inflammation ne forme donc point de nouveaux vaisseaux, pas plus qu'elle ne produit rien qu'on puisse réellement dire organisé et vivant; de sorte qu'on peut affirmer, avec une rigueur géométrique, qu'il y a autant de capillaires dans le réseau inflammatoire que dans le lacis capillaire de la partie saine, quoiqu'il y en ait beaucoup, parmi ces dernières, qui ne sont pas visibles. Mais nous reviendrons plus tard sur ce fait, lorsque nous indiquerons une des graves erreurs admises dans ces derniers temps, en plaçant des inflammations là où il n'y en a point

et où il ne peut y en avoir. Nous ajouterons seule
ment ici que dans les cas d'inflammation très grave
terminée rapidement par la mort, et dans les apo-
plexies dites foudroyantes, on trouve également
cette quantité de capillaires qui constitue l'engorgement inflammatoire, tandis qu'on ne peut pas dire
qu'il y ait eu assez de temps pour que l'inflammation ait produit de nouveaux vaisseaux.

Pour revenir maintenant à ce que nous disions
plus haut de la grande variété de calibre des capillaires et de leurs aréoles, je crois utile de rapporter
ici un passage de Spallanzani, déjà tant de fois
cité, sur l'action du cœur et des vaisseaux sanguins : — « La manière avec laquelle les artères se
» changent en veines, mérite une description dé-
» taillée. Quelques artères, dans les points où ce
» changement s'opère, conservent assez de largeur
» pour laisser entrer quatre ou cinq lignes de globu-
» les ; d'autres sont si étroites, qu'elles ne peuvent
» livrer passage qu'à une seule ligne. Parfois elles
» se changent en veines, en se repliant simplement
» vers le cœur ; cela arrive très fréquemment dans
» le poussin, et l'on trouve dans quelques cas autant

» de veines qu'il y a de petites artères repliées. Celles-
» ci s'amincissent en plusieurs filamens d'où résulte
» un réseau fort embrouillé, que l'on peut considérer
» comme limite entre les artères et les veines. Les
» premières artères, après bon nombre de détours,
» donnent naissance à une série de veines qui se por-
» tent au cœur parallèlement aux petites artères aux-
» quelles elles doivent leur origine. Parfois plusieurs
» rameaux de différentes artères concourent à la
» formation d'une seule veine. Dans quelques cas,
» au contraire, les artères semblent s'ensevelir dans
» le corps de l'animal; on les perd de vue, et elles
» échappent ainsi aux recherches de l'observateur.
» Quelques artères s'anastomosent avec des vaisseaux
» d'un plus gros calibre, et il est difficile de décider
» si ces vaisseaux sont veineux ou artériels, attendu
» qu'ils circulent à égale distance du cœur. Quelques
» autres, à peine sorties du cœur, ou donnent nais-
» sance à un petit rameau qui, partant du tronc, se
» replie et retourne promptement au cœur, prenant
» ainsi le caractère d'une veine, tandis que le tronc,
» continuant à s'éloigner du cœur, conserve celui
» d'artère; ou bien encore, elles se divisent simple-

» ment en deux rameaux, dont l'un reste artériel et
» l'autre devient veineux. Puis, lorsqu'on regarde
» attentivement l'ensemble de ces artères et veines
» capillaires qui s'anastomosent, on voit que sou-
» vent le cours du sang est entre elles parfaitement
» égal. » —

En examinant avec soin cette description minu-
tieuse, fruit des observations exactes et multipliées
de ce grand homme, on s'aperçoit que la plupart
des petits capillaires appartiennent à l'arbre veineux; et ceci mérite d'être particulièrement noté,
car c'est précisément à ces capillaires qu'appartiennent les produits de l'inflammation et bien
d'autres effets encore, comme nous le verrons par
la suite.

# CHAPITRE XVI.

**La cause particulière du réseau inflammatoire partiel doit appartenir à la partie même où ce réseau se forme. Application de ce qui a été démontré dans les chapitres précédens.**

Ayant exposé, depuis le chapitre ix jusqu'au xv, les faits et les inductions qui peuvent nous aplanir les difficultés dans les recherches que nous nous sommes proposées, tâchons maintenant de déterminer, autant que possible, la cause particulière du réseau capillaire partiel des inflammations viscérales. Nous ferons observer d'abord que, quoique limité dans son extension, ce réseau doit néanmoins être le produit de la force pulsative de l'arbre artériel et de la dilatabilité de l'arbre veineux; sans cette double circonstance, l'effet ne saurait avoir lieu. Il s'agit maintenant de savoir quelle est la cause qui limite ce réseau dans son extension. Cette cause doit être propre à la partie même où cet effet a lieu, et doit consister en une augmentation de force relative locale des capillaires artériels, de sorte que, tout en se limitant à l'endroit même où cet engorgement se forme, cette force dépasse, plus que dans tout autre cas, la dilatabilité des capillaires veineux. Jusqu'ici on ne peut mettre en doute ce que nous avançons, car c'est l'expression pure et simple du fait, tel qu'on l'observe relativement à l'augmentation de force dans la circulation pendant la vie, et à l'engorgement des capillaires veineux dans le réseau capillaire qu'on trouve dans le cadavre. Mais quelle meilleure cause pourrait-on assigner à cette augmentation de force des capillaires artériels, que celle des irrégularités en tout genre qui existent dans ces mêmes capillaires? En admettant cette irrégularité comme fait démontré, toutes les difficultés commencent à disparaître, et la cause particulière du réseau inflammatoire partiel devient aisée à concevoir. Il nous reste à examiner quelle est la marche suivie par cet engorgement partiel.

Supposé donc que, par une cause agissant sur toute l'économie, les pulsations générales de l'arbre artériel augmentent de fréquence et de force, non pas momentanément, mais d'une manière permanente, il en résultera que là où quelques capillaires artériels, rapprochés les uns des autres et s'anastomosant aux capillaires veineux, auront plus de capacité et contiendront plus de sang qu'ils n'en contiennent d'habitude, ce sang s'introduira avec plus de force et en plus grande quantité dans les petits vaisseaux veineux correspondans, et ceux-ci devront nécessairement, dans ce même endroit, attendu leur dilatabilité, s'engorger et se dilater. Le phénomène pourra d'abord être circonscrit à un petit espace; mais, soit par les pulsations continuelles des artères, soit spécialement par les nombreuses anastomoses qui réunissent partout et multiplient presque les capillaires veineux, le sang s'étendra peu à peu des uns aux autres par toutes ces communications très faciles, et le réseau commencé augmentera non seulement en extension, mais encore en intensité, par cela même que le sang se frayera un passage à travers les capillaires les plus minces en les dilatant. Non seulement les irrégularités des capillaires artériels peuvent déter-miner cet effet, mais celles des capillaires veineux y contribuent également, surtout lorsqu'il arrive que les capillaires veineux d'un plus gros calibre, en s'anastomosant avec les capillaires artériels corres-pondans, leur offrent plus de facilité à pousser en avant le sang, et se laissent eux-mêmes dilater plus aisément. Lorsqu'il arrive, ensuite, que ces deux conditions se trouvent réunies sur le même point et en même temps, ce qui n'est pas difficile à con-cevoir, l'effet sera encore plus considérable. Il peut se faire aussi que les irrégularités dont il est ici question se trouvent sur plusieurs points; il se forme alors différens centres de réseau capillaire qui, en se dilatant, finissent par se réunir en un seul et augmentent ainsi l'extension de la maladie. Il nous paraît facile de pouvoir s'expliquer ainsi cette cause limitée qui doit être assignée au réseau capillaire qui se borne à un point de l'économie. Que si l'on nous reprochait cependant de n'avoir pas assez clairement démontré ce dernier effet, nous ferons observer que nos inductions ont été tellement directes et cohérentes aux faits, qu'on ne saurait les mettre en doute; et les applications que nous en avons faites sont si limitées, qu'il semble qu'elles doivent suffisamment garantir la réalité de la formation du réseau capillaire. Au reste, la nature, dans ce travail, ne peut être prise sur le fait, et il faut se contenter d'en observer seulement les effets consécutifs, ainsi que je crois l'avoir fait avec beaucoup de soin. Ce qui vient encore confirmer nos idées à ce sujet, c'est la facilité avec laquelle on voit reparaître, à la suite d'une forte action de causes stimulantes, l'engorgement capillaire au même point où il était auparavant. Lorsqu'on observe, par exemple, la conjonctive qui a déjà été enflammée, et sur laquelle on aperçoit encore des capillaires, qui sont tous veineux, visiblement dilatés même après l'inflammation, on voit que facilement l'inflammation y reparaît, par cela même que ces petits vaisseaux, restés plus dilatés, donnent plus aisément accès au sang des capillaires artériels correspondans, dont le mouvement a augmenté de force. Et, par analogie, nous en déduirons que les inflammations des membranes viscérales que nous voyons si souvent récidiver, doivent être attribuées à la même cause. Au reste, nous reviendrons plus tard sur ce sujet.

# CHAPITRE XVII.



Tout ce que nous avons dit jusqu'à présent sur le réseau capillaire est parfaitement applicable aux inflammations de toutes les membranes viscérales, qui sont les plus fréquentes et en même temps les plus graves ; ce qui fait précisément que nous avons voulu nous en occuper tout d'abord. Nous n'avons pas encore parlé des inflammations qui appartiennent à la peau ; en général, elles sont moins importantes et fort peu concluantes relativement aux faits que nous tâchons de nous procurer par l'observation. Nous n'avons donc pas pu nous en servir pour en tirer aucun éclaircissement; néanmoins on voudrait savoir quelle application on peut en faire aux inductions que nous avons établies sur les autres maladies. Nous pouvons d'abord avancer, comme chose positive, que dans les inflammations de la peau il y a également formation de réseau capillaire, qui, du reste, constitue l'essence de l'inflammation, et sans lequel il ne peut y avoir inflammation nulle part. Il s'ensuit donc que les principales conditions nécessaires à la formation du réseau des membranes viscérales doivent se trouver également, soit en totalité, soit en partie, dans la peau enflammée, malgré que la peau ne laisse pas apercevoir ce réseau sur le vivant, comme on le voit sur la conjonctive et comme on le trouve, dans le cadavre, sur toutes les membranes viscérales enflammées. Si cependant il pouvait y avoir quelque différence dans l'essence de ce réseau, ce ne serait que relativement à son origine primitive. Pour mieux approfondir cette question, examinons le flegmon, qui offre le cas le plus simple d'inflammation de la peau.

L'engorgement capillaire des membranes viscérales est limité, il est vrai, en ce qu'il ne s'étend pas
ordinairement à toutes les membranes à la fois ; souvent même il est circonscrit à une seule membrane,
comme, par exemple, à la plèvre d'un seul côté
et même à une partie seulement de cette plèvre :
de toutes les manières, cependant, il a toujours une
extension assez considérable. Le flegmon, au contraire, a une limite beaucoup plus circonscrite, de
sorte qu'il n'occupe de la peau, qui est réellement
l'organe auquel il appartient, qu'une très petite
fraction qui sera parfois dans la proportion de un à
plusieurs centaines. La cause de l'extension limitée
de chaque réseau capillaire à une seule membrane,
ou à une portion seulement de cette membrane, a
été placée par nous dans la grande irrégularité
qu'on trouve dans tous les capillaires, même à
l'état de santé ; irrégularité qui doit avoir d'autant
plus d'effet dans le cas dont nous parlons, que les
membranes viscérales sont les plus riches en capillaires. En est-il de même pour l'engorgement capillaire du flegmon ? Ou bien, dans celui-ci, la cause
primitive du réseau capillaire serait-elle indépen-

dante de cette irrégularité ? Cette cause ne pour-
rait-elle pas être constituée par quelque agent tout-
à-fait étranger au sang , et qui , commençant par
stimuler les capillaires artériels de cette même
partie, en augmenterait la force et la fréquence de
contraction , d'où résulterait le premier engorgement des capillaires veineux correspondans ? Le
flegmon ne peut par lui-même nous fournir des
preuves suffisantes pour détruire ou confirmer ces
conjectures ; nous ne savons, en effet, où chercher
les faits qui nous amèneraient à découvrir cette
cause primitive locale qui a produit le flegmon , et
qui devrait cependant exister, si ce que nous avons
supposé est vrai. Voyons si par quelque analogie
nous pouvons parvenir à une juste induction.

A cet effet , nous étudierons les pustules de la
petite vérole humaine et de la vaccine, qu'on peut
avec raison regarder comme autant de petits flegmons. L'on voit ici clairement l'existence d'une
cause, quelle qu'elle soit, provenant du dehors et
agissant localement, et il n'y a pas le moindre
indice ni le moindre besoin d'une diathèse sthénique préexistante ; ce qui diffère essentiellement de

ce qui a lieu dans le cas d'engorgement capillaire des membranes viscérales, où la formation dé l'engorgement local est précédée d'une diathèse générale sthénique bien évidente. Lorsqu'on inocule l'une ou l'autre de ces varioles, la cause externe est appliquée à la peau avec la matière appropriée. On ne peut pas dire que la première action stimulante dépend de la petite blessure ou piqûre, car pour inoculer le vaccin il suffit d'introduire l'aiguille au dessous de l'épiderme, et pour inoculer la variole, il résulte des expériences que j'ai faites vers le commencement de ce siècle, qu'il suffit d'appliquer la matière varioleuse sur l'épiderme, sans l'entamer, pour obtenir complétement l'effet de sa transmission. C'est ce qui arrive précisément pour la variole qu'on appelle, à tort, naturelle ou spontanée; et, en effet, la matière appliquée à la peau par l'effet du hasard ou par l'art y produit, par le stimulus qu'elle exerce localement, les petites inflammations locales, auxquelles, selon des circonstances qu'il est inutile de chercher ici, s'unit une plus ou moins grande quantité de diathèse générale. Il faudra attribuer encore à l'action d'une cause locale les autres espèces de variole, ainsi que la rougeole, la scarlatine, la miliaire, et en un mot tous les exanthèmes qui peuvent se développer et se multiplier sur la peau, et qui s'y manifestent sous l'aspect d'inflammations locales, parfois très légères et à peine perceptibles. Dans tous ces cas, il s'agit toujours de matières évidemment contagieuses et différentes les unes des autres, d'après les différences qui s'offrent au regard de l'observateur.

Mais en quoi consistent donc, enfin, ces virus contagieux qui sont capables de produire des effets si nombreux et si remarquables sur la peau? La solution de cette question n'est certainement pas nécessaire au sujet qui nous occupe; néanmoins il ne sera pas inutile d'en dire quelques mots. Gaubius, vers le milieu du dernier siècle, proposa, sur l'essence des virus contagieux, la même question, qu'il formula par cette demande bien simple : *An animalcula ?* Demande qui peut être aussi comprise parmi celles auxquelles Bacon fait allusion : *Prudens interrogatio dimidium scientiæ.* Maintenant, si l'on examine la nature des virus

contagieux, on trouve qu'ils possèdent trois propriétés constantes et essentielles, c'est-à-dire : de
se propager à l'infini , lorsqu'ils trouvent où pouvoir se développer ; de conserver toujours dans
leur propagation l'identité de l'espèce ; de se re-
produire par leur germe, lorsqu'ils sont appliqués
où ils n'ont jamais existé , ou là où ils ont cessé
d'exister depuis long-temps. Mais ces trois propriétés appartiennent exclusivement à la vie ; d'où il
suit nécessairement que les virus contagieux sont
formés d'une matière douée de vie. Nous avons
déjà exposé cette doctrine en 1796, lorsque nous
professions la pathologie à l'Université de Pavie ,
et nous l'avons depuis professée encore à la Clinique militaire de Milan.

Ici se bornent les quelques réflexions que nous
avions à faire sur les exanthèmes qui sont le produit de l'application faite sur la surface de la peau
de matières contagieuses provenant du dehors.
Peut-on appliquer ce raisonnement au flegmon,
qui, ne dépendant pas d'un virus contagieux, doit
avoir quelque autre cause locale stimulante ? On ne
saurait vraiment conjecturer en quoi peut consister

c ette cause, et comment elle pourrait s'insinuer
dans la peau , comme cela arrive pour la matière
subtile des virus contagieux; ajoutons que réellement il n'y a point ici contagion, à moins qu'il ne
s'agisse de bubons vénériens et pestilentiels, qui
n'ont aucun rapport avec le flegmon simple. Cette
cause se trouverait-elle dans un principe quelconque existant depuis long-temps dans la peau ou né
avec elle, et auquel le temps aurait fourni l'occasion
de se développer, occasion qui lui aurait manqué
jusqu'alors? J'ai vu souvent paraître des flegmons
chez des individus d'un tempérament scrofuleux.
Si les médecins voulaient fixer un peu plus leur
attention sur ce sujet, il est probable qu'avec le
temps on pourrait recueillir assez de faits pour
changer en certitude ce qui n'est encore qu'une
probabilité. Mais nous nous dispenserons de ces
recherches qui ne sont pas nécessaires à notre but,
et il nous suffit d'avoir démontré l'existence de
causes locales stimulantes qui déterminent sur la
peau des inflammations locales indépendamment de
toute préexistence d'une diathèse sthénique; ce qui
n'est une condition nécessaire que pour la formation

primitive du réseau capillaire dans les membranes viscérales. Nous conclurons donc, quant au flegmon, que ne pouvant pas admettre, autant qu'on peut en juger jusqu'à présent, une cause externe dépendante d'un virus contagieux, comme cela a lieu pour la variole et pour les autres exanthèmes contagieux, nous ignorons complétement quelle autre cause externe pourrait produire l'inflammation locale, susceptible d'augmentation et capable de déterminer une diathèse sthénique générale, non pas préexistante, mais consécutive à l'apparition de l'inflammation.

Il y a encore, relativement à la peau, tous les cas d'inflammation dépendans de l'action d'une force mécanique externe, piqûres, dilacérations, coupures, contusions, etc. Ces cas doivent être également classés parmi les inflammations locales produites par le stimulus exercé localement sur les parties solides et sur les capillaires veineux par le sang qui est extravasé par la force mécanique, et qui excite des contractions plus fortes dans les capillaires voisins restés intacts : d'où résultent la formation de l'engorgement et du réseau capillaire

veineux, et par suite les conséquences et les produits de l'inflammation. Nous ne nous en occupe-
rons cependant pas davantage.

# CHAPITRE XVIII.



Vers la fin du dernier siècle, Pierre Frank a cru être le premier, et personne ne lui a contesté cette priorité, à décrire l'inflammation de la surface interne des artères et des veines, dont la cause fut placée par lui : — *In vehementissimis inflammatoriæ naturæ febribus, sub enormi cordis arteriarumque agitatione, non modo has ipsas, sed venarum profunde rubentes ac inflammatas nos primum conspeximus, similesque, arteriæ in primis magnæ, phlogoses partiales, sub iisdem circumstantiis jam pluries ostendimus.* — C'est ainsi qu'il s'exprime à l'endroit où il décrit la fièvre continue inflammatoire. Son autorité suffit pour mettre en vogue cette nouvelle inflammation, surtout en Italie, où elle a encore aujourd'hui un grand nombre de partisans. Cependant il faut ajouter ici que Frank, homme d'un jugement droit, se contenta de noter le fait, ou du moins ce qu'il croyait tel, et ne songea point à lui assigner une dénomination nosologique convenable; ce grand travail était réservé aux amateurs de mots nouveaux, et nous entendons maintenant parler d'*angioïtes,* d'*artérites,* de *phlébites* et même de *lymphatites* et de *tempéramens angioïtiques*, comme autant de choses bien évidentes et aussi faciles à démontrer que la pneumonie ou l'entérite. C'est ainsi que tous ces chercheurs de mots se sont contentés de mots, plutôt que d'étudier si le fait existe réellement, ou si ce n'est pas une illusion.

Avant de décrire la chose telle qu'une observation soigneuse a pu nous la montrer, arrêtons-nous un moment et examinons en détail l'origine de cette nouvelle maladie; nous verrons qu'il s'en faut qu'elle ait été basée sur des observations justes et sur une saine logique. Quelques faits mal observés ont suffi aux premiers qui en ont parlé, et on n'a été guère plus difficile après. Frank en rapporte un seul cas où il traite de la *carditis ;* il y soutient avoir trouvé : — *Arterias venasque non modo cordis, sed universi corporis, erisipelacea, sed profunde rubra phlogosi interius notatas,* — et il l'attribue principalement à la cardite, ainsi qu'à la phlogose des vaisseaux et à d'autres causes qu'on a cru apercevoir ensuite sur le cadavre. Nous ne rapporterons pas ici tout au long l'observation de Frank, que nos lecteurs trouveront dans le premier volume *De curandis hominum morbis,* mais nous y ajouterons quelques remarques. Ni les causes, ni les symptômes, ni le traitement, ni l'autopsie ne prouvent nullement que ce malade fût atteint d'une véritable fièvre inflammatoire, et encore moins que cette fièvre fût *vehementissima.* C'était un malheureux, errant depuis long-temps dans les campagnes, accablé par les remords d'un crime capital et par la crainte du sort qui l'attendait, poursuivi par la police, obligé enfin de supporter toutes les rigueurs de la saison, passant toutes ses nuits en plein air, et se nourrissant d'ailleurs fort mal : tout autant de circonstances qui, au lieu de produire inflamma-tion, nous paraissent très propres à déterminer un état tout opposé. A ce cas rapporté par Frank, nous pourrons en comparer deux autres qui, autant pour leurs causes que pour leurs effets, nous paraissent analogues, on pourrait même dire identiques à celui-ci. Le premier est fourni par l'observation que nous rapportons au n° 10 de la première série de l'*Appendice*. La frayeur et le froid, quoique pendant une seule nuit d'un hiver rigoureux, furent les causes de la maladie; il est inutile de la rapporter encore ici, car les lecteurs peuvent l'examiner à leur gré dans l'*Appendice*. Malgré toutes les apparences contraires, la dia-thèse, assez grave, fut asthénique, et le traitement énergique, couronné d'un plein succès, a été sti-mulant. Le second cas a été observé, dans les dernières années du siècle précédent, par mon célèbre ami Monteggia. Il s'agissait encore d'un misérable qui, ayant commis plusieurs crimes, fuyait, tantôt dans les bois, tantôt dans les campagnes, devant la force armée qui le poursuivait : nuits passées en plein air, pluies, faim et frayeur, furent encore ici les causes de la maladie. Arrêté enfin et conduit dans les prisons de Milan, cet homme était hébété au point qu'il ne répondait à aucune des questions qui lui étaient faites, et n'articulait pas une parole. On crut d'abord qu'il dissimulait, et on employa tous les moyens, même violens, pour le forcer à parler; mais ce fut en vain, il résista aux plus dures épreuves. Monteggia, qui était alors médecin et chirurgien des prisons, fut appelé pour donner son avis sur cette stupidité réelle ou apparente; il voulut employer la douceur, mais également sans résultat. Il vint me trouver, et, après m'avoir raconté le fait, me demanda mon opinion. Le pouls était très faible, la figure très pâle; de sorte que, par cette excessive pâleur et par l'immobilité des muscles, elle paraissait de marbre; les yeux hagards, les pupilles dilatées, la peau froide, et les bras, qui se laissaient relever facilement, retombaient promptement si on les abandonnait à eux-mêmes. Tout cela réuni faisait

penser à Monteggia qu'il s'agissait d'une affection
paralytique grave, et, dans tous les cas, réelle et
non simulée. Je l'encourageai à accorder une juste
valeur aux causes débilitantes et à recourir à un
traitement stimulant : l'opium et le vin à hautes
doses. Les premières doses n'eurent aucun effet sen-
sible ; cependant, à mesure qu'on les augmentait,
la stupidité diminuait ; et bientôt l'opium étant
administré à la dose de 20 grains par jour, la parole
revint au malade, qui put raconter tout ce qu'il
avait souffert, et fut promptement rétabli. Il fallut
toutefois continuer pendant quelque temps à lui
donner journellement une certaine dose d'opium.

Dans ce cas aussi on voit clairement que la diathèse était asthénique. Si donc l'on considère bien
attentivement les causes admises dans l'observation
de Frank, et personne ne peut nier qu'elles ne
fussent éminemment débilitantes ; si l'on considère
encore l'effet des causes identiques dans les deux
cas que nous venons de rapporter, ainsi que la
nature et l'action des remèdes qu'on a employés ;
enfin, si l'on réfléchit que ces observations ne sont
ni assez extraordinaires, ni assez rares pour que

d'autres bons observateurs n'aient eu occasion d'en recueillir, on en conclura que certainement il n'y eut point de fièvre inflammatoire *vehementis-sima*, assignée par Frank comme cause de la phlogose de la surface interne des artères et des veines en général, de même que pour l'aorte en particulier. Nous ne pourrons pas dire grand'chose de la symptômatologie, car, ne connaissant pas les causes ni les effets du traitement employé, elle nous fournit un moyen bien peu sûr pour déterminer la diathèse de la maladie.

Néanmoins, pour peu qu'on examine attentivement l'observation de Frank, on aura de la peine à croire que ce fût réellement une fièvre inflammatoire. Je ne nierai point qu'il ait pu compter de 185 à 200 pulsations par minute, comme il le dit ; mais je ne puis comprendre comment, dans ce cas, le pouls a pu paraître — *fortem, summopere vibratum ac durum.* — Il semblerait plutôt qu'il s'agit ici d'un tremblement convulsif des artères et non de battemens avec diastole et sistole, capables de transmettre au doigt explorateur une sensation de force, de vibration et de dureté. Mais, je le répète encore, déterminer la nature d'une maladie par les symptômes seulement, et, ce qui est pis encore, par le seul état du pouls, c'est s'exposer à des erreurs graves. On ne peut d'ailleurs rien déduire de la méthode curative employée, car Frank n'en dit pas mot; on ne sait même pas qu'on ait pratiqué une seule saignée dans les *dix-huit* jours que le malade a vécu à la clinique, atteint par une fièvre dite inflammatoire très intense. Cependant Frank n'était pas avare de saignées dans les maladies inflammatoires; d'où l'on comprend qu'il a dû un peu hésiter sur la nature de cette maladie. L'examen du cadavre est loin aussi d'éclaircir les effets morbides opérés par les inflammations, surtout si elles sont très graves. Quiconque voudra y réfléchir sérieusement se trouvera plutôt embarrassé que convaincu. Quant à la phlogose des vaisseaux qu'on dit avoir trouvée dans le cadavre, et c'est ici le point principal de la question, Frank n'ajoute pas un mot aux deux passages que nous avons déjà cités. Nous aussi, nous bornerons ici nos réflexions à ce sujet; car, pour ce qui regarde la coloration en rouge des vaisseaux, particulièrement de l'aorte, que Frank affirme avoir observée plusieurs fois, et qui est également observée souvent par ceux qui cherchent les artérites, nous aurons à en parler plus loin. En attendant, nous pouvons conclure que le cas cité par Frank, examiné sous tous ses rapports, ne prouve rien en faveur de ce qu'on veut appeler phlogose des vaisseaux.

Cependant Frank n'a pas été le premier, quoiqu'il l'ait dit, à trouver dans le cadavre cette inflammation apparente des artères, et à noter particulièrement une observation sur l'inflammation de l'aorte. Morgagni, dans l'*Epist. Anatom. Med.*, xxv. art. 35 et 36, rapporte le cas d'un homme mort sans maladie grave précédente, si ce n'est que depuis long-temps il éprouvait quelques accès de toux convulsive. On trouva la surface interne de l'aorte inégale et parsemée de taches blanches ; et il ajoute : — *Et quod mihi præcipuum visum est, colore ex atro rubens, ut si inflammatione quadam esset affecta.* — On a lieu de s'étonner vraiment que Frank, qui avait tant d'érudition, n'eût pas lu ce cas observé par un homme tel que Morgagni.

Il aurait pu alors non seulement s'épargner le *nos primum conspeximus*, mais il aurait trouvé encore que Morgagni fait mention d'Arétée et de Boerhaave, dont l'un parle de l'inflammation de l'artère qui va *secundum dorsum*, et l'autre dit avoir vu l'aorte *nigerrima* dans un bœuf *qui vehementissimo cursu aufugerat*. Mais, dans ces trois cas, s'agit-il réellement de fièvre inflammatoire? Dans celui rapporté par Morgagni, pour ce qui regarde l'artère enflammée, l'expression est un peu douteuse, *ut si*, etc. Quoi qu'il en soit, au reste, l'individu est mort *sans maladie grave*, ce qui exclut la fièvre inflammatoire donnée par Frank comme cause de l'inflammation locale des vaisseaux sanguins.

Quant à Arétée, si quelque chercheur de phlébites et d'artérites de nos jours se plaît à en faire remonter les premières notions à treize siècles avant nous, il n'a qu'à lire l'ouvrage de cet ancien auteur intitulé : *De causis et sign. acutor. Morb.*, chap. viii ; *De venæ concavæ acuto Morbo;* et la savante préface de Wiggan, qui se vante d'être *ipsius Arætei interpres fidus* ; on y trouvera de quoi être satisfait, à condition cependant qu'on se con-

tente d'une longue énumération de symptômes
et d'un essai sur l'anatomie et sur les théories de
ces temps-là. Arétée ne confirme point ces inflammations décrites sur le vivant par des observations
faites sur le cadavre, mais il en parle seulement
par induction et d'après les symptômes : l'anatomie
était alors étudiée par tradition et non par pratique.
Morgagni ajoute à ce sujet : *Verum ubi Arætei
locos inspexeris, in quibus hoc de morbo* ( inflammation des artères, dans le chap. VIII, déjà cité )
*verba finat, ut nulla alia subeat dubitatio, certe hæc
subibit, num ex cadaverum inspectione ea quæ pro-
fert signa fuerint confirmata. Ab ejus vero ad nos-
trum tempus qui id fecerit mihi quidem in præsentia
non succurrit* ( *Epist.* citée ). Nous rapporterons
encore les quelques mots d'Aréthée sur ces inflammations, tels qu'on les lit dans le même chapitre :
*Hæc igitur vena (ut arbitror) universas; ægri-
tudines, et acutas et validas patitur.* Et peu après,
voulant décrire longuement ce qu'il nomme maladie aiguë de la veine concave ( c'est-à-dire cave ),
il ajoute : *Quibusdam et arteria secundum dorsum*
( l'aorte descendante ) *inflammatur.* Ensuite ,

Wiggan, en parlant des connaissances anatomiques d'Arétée, dit : *Arteria crassa, quæ, secundum dorsi spinam, juxta venam cavam protenditur, aorta scilicet..... una cum vena cava inflammationem patitur.* Et ici, afin que ceux, parmi nos lecteurs, qui cherchent les faits et non les mots, ne soient point induits en erreur, je ferai observer que par les noms spécieux d'inflammation de veines et d'artères et de maladie aiguë de la veine cave, on ne décrit autre chose, ainsi que les symptômes l'indiquent, que le *causus*, c'est-à-dire fièvre ardente des anciens médecins, dont l'intensité et la variété des symptômes donnaient lieu à ce qu'ils supposassent l'affection de telle ou telle partie et de telle ou telle manière, d'après leurs théories. Par conséquent, on ne doit considérer ces *inflammations* que comme des mots, et pas davantage.

Boerhaave nous a laissé une seule observation, et par cela même qu'elle est fort courte, je la rapporterai en entier : *Inflammatio arteriosa. Hujus primum exemplum in bove vidi, qui, cum ad macellum deduceretur immolandus, fuga se proripuerat, et vehementissimo cursu libertatem quæsiverat ;*

*receptus tamen et mactatus est : aorta vero reperta nigerrima*. Ici se termine l'histoire du fait. L'explication qu'il en donne est la suivante : *Sed Ruysohius demonstravit aortam arteriam ramos per superficiem suam distributos a coronariis accipere : his tumentibus compressio medie cavitatis,* etc. Ainsi termine Boerhaave, en laissant deviner le reste qu'on comprend très aisément, et c'est que ces ramifications de l'artère coronaire, qui sont d'ailleurs très minces et parcourent la surface externe de l'aorte, ayant été tuméfiées par l'excès de sang qui y fut poussé par la violence de la course, diminuèrent le calibre de l'aorte. J'ajouterai maintenant que tout ce que pouvait faire cette diminution de calibre de l'aorte, c'était de mettre obstacle au passage du sang par ce même vaisseau. Mais comment peut-on, de tout cela, faire naître une inflammation? Nous admettrons que le sang comprimé dans l'aorte de la manière dont on veut bien le dire, puisse y imprimer une teinte rouge; mais une teinte rouge produite de cette manière n'est pas une inflammation. De ces quatre cas donc nous dirons que celui d'Arétée ne prouve rien, par

cela même qu'il n'a pas été puisé à l'unique source
infaillible, l'observation anatomique; et que ceux
de Boerhaave, de Morgagni et de Frank, laissent
douter, avec beaucoup de raison, si l'effet en est
dû à une action déterminée par la vie, ou à une
action chimique. Voici maintenant la question
qu'il nous reste à éclaircir.

# CHAPITRE XIX.

La cause de la coloration en rouge de la tunique interne de l'artère est-elle due à une action de la vie? Observations et expériences propres à résoudre ce problème.

Pour résoudre plus promptement le problème que nous venons de nous proposer, nous passerons de suite à quelques considérations sur les prétendues inflammations de l'aorte, qui est le vaisseau auquel on attribue le plus souvent cette maladie. Lorsqu'on examine la couleur de sa tunique interne, on voit que dans son état normal elle présente une teinte rosée jaunâtre, que Sénac, dans son *Traite des maladies du Cœur*, a appelée *rougeâtre*. Cette couleur ne dépend ni des capillaires sanguins, ni de la tunique musculaire. Elle ne saurait dépendre, en effet, des vaisseaux capillaires sanguins, car la tunique interne ne reçoit que quelques petits rameaux de l'artère coronaire, qui vont se perdre dans les autres tuniques ; elle ne peut être attribuée non plus à la tunique musculaire, dont la couleur serait aperçue à travers la tunique interne, car cette même tunique, musculaire ou non, ainsi que quelques-uns le prétendent, est blanche et ne saurait transmettre conséquemment une couleur qu'elle n'a pas. Il s'ensuit donc que cette couleur doit, ou être propre et naturelle à la tunique interne elle-même, ou être communiquée par le sang qui, poussé par le cœur, frappe peut-être avec plus de violence cette première partie du vaisseau que tout le reste, et y imprime avec le temps une légère teinte rouge foncée. Il serait utile de comparer la couleur de la surface interne de l'aorte des adultes avec celle des petits enfans ; mais je n'y ai guère pensé auparavant, et je n'ai pas eu occasion de le faire par la suite ; j'ignore même si d'autres y ont jamais songé. Ce que l'on peut généralement avancer comme positif dans cette matière, c'est que les membranes animales et en général toutes les

fibres sont blanchâtres partout où elles ne reçoivent point de matière colorante; c'est ce qu'on
observe dans le tube intestinal, l'estomac, la vessie,
les uretères, le péritoine, la plèvre, les méninges;
de même que si la vésicule biliaire est colorée, elle
doit sa couleur à la bile qu'elle contient, dont la
transsudation à travers ses pores finit par colorer
également et cet enfoncement du foie où la vésicule
est logée, et la partie du duodénum qui la touche;
il en est de même, enfin, des fibres musculaires
colorées par le sang, qui restent blanches dès qu'on
les a dépouillées de ce liquide.

Bien avant qu'il fût question de la doctrine de
l'inflammation de l'aorte dans sa surface interne,
j'avais eu occasion, en m'occupant d'anatomie, de
voir la teinte rouge de sa tunique interne; mais
n'ayant point songé à en faire un examen particulier, je crus dès lors que ce phénomène devait être
attribué au sang, qui, dans ce cas, aurait agi de la
même manière que la bile pour la coloration des
solides avec lesquels elle est en contact. Depuis que
cette coloration en rouge est devenue, aux yeux
de certains observateurs, d'une importance telle,

qu'on puisse la considérer comme l'essence, pour ainsi dire, d'une des maladies inflammatoires les plus mortelles, comme devrait être en effet l'inflammation interne et étendue du principal vaisseau de l'économie; depuis lors, dis-je, j'ai tâché d'examiner le fait avec toute l'attention possible. Je rapporterai ici les observations que j'ai pu me procurer, et j'y ajouterai les inductions que je crois pouvoir rigoureusement en tirer: 1º Le premier fait général que je déduis après de nombreuses observations, c'est de n'avoir jamais trouvé, ni à l'œil nu, ni à l'aide d'une bonne loupe, que cette coloration en rouge dépendît d'un réseau capillaire. La membrane interne de l'aorte, qui, dans son état normal, est très mince, transparente et lisse, excepté là où elle forme quelques plis longitudinaux, n'a point de capillaires sanguins, car elle ne reçoit point de vaisseaux du dehors, ainsi que nous l'avons déjà fait remarquer. Et il ne faut pas croire qu'on eût grand'peine à les apercevoir s'ils existaient réellement; car, par cela même qu'ils devraient être gorgés de sang, ils seraient plus gros et plus visibles que d'ordinaire, comme cela arrive dans tout réseau capillaire. Mais s'il n'y a point de vaisseaux, il ne peut pas y avoir de réseau capillaire; ou, ce qui revient au même, il ne peut pas y avoir inflam mation.

2° J'ai prié une personne très expérimentée, qui jadis avait de fréquentes occasions d'examiner des cadavres d'animaux, de vouloir bien observer l'aorte d'un cheval et celle d'un chien, ayant toutes les deux, et la seconde surtout, leur surface interne très rouge; mais il n'a pu apercevoir le plus faible indice de capillaires ni dans l'une, ni dans l'autre

3° Non content d'avoir examiné l'aorte à l'état frais sur le cadavre ou immédiatement après l'en avoir séparée, je l'ai encore bien examinée desséchée et avec des loupes très fortes. Le rouge était plus ou moins pâle, et on le voyait toujours épars, pour ainsi dire, sur la surface qu'il pénètre par ci par là; mais je n'y ai jamais trouvé la moindre trace de vaisseaux.

4° Il m'est arrivé plusieurs fois de voir la sur- face interne de l'aorte avec une couleur, non pas aussi noire peut-être que l'aorte du bœuf observée par Boerhaave, mais bien certainement ayant au moins cette teinte rouge foncée indiquée par Morgagni. Je n'ai jamais vu un rouge aussi foncé dans aucune inflammation, ni des méninges, ni de la plèvre, ni du péritoine; et cependant elles sont toutes tapissées par des vaisseaux sanguins, au point d'en être recouvertes lorsqu'elles sont enflammées. Or, comment peut-il se faire que les membranes enflammées laissent aisément apercevoir le réseau capillaire, tandis qu'on ne peut pas le voir, même avec une loupe, sur la membrane interne de l'aorte qu'on suppose enflammée? Qui oserait affirmer qu'un amas aussi extraordinaire de capillaires engorgés, à en juger par cette couleur rouge foncée, est capable de porter tant de confusion dans leur lacis, qu'on ne puisse découvrir la moindre trace des aréoles ou des interstices qu'ils forment; interstices et aréoles qui sont cependant si apparens, même dans les plus forts réseaux des véritables inflammations?

5° En examinant la partie externe de l'aorte correspondante à la surface interne colorée, on ne voit aucun gonflement des veines coronaires, ni le moindre changement. Cependant, si cette coloration intérieure dépendait d'un réseau de capillaires veineux, ceux-ci, s'étendant aux rameaux veineux qui rampent sur la surface externe de l'aorte, devraient nécessairement les gonfler et les rendre plus gros que d'ordinaire. Si l'on examine, par exemple, le réseau capillaire des méninges enflammées, on voit très distinctement le gonflement des rameaux veineux jusqu'au point où ces rameaux devenus plus gros vont se décharger dans leurs sinus respectifs. On aurait donc, dans le cas en question, un réseau capillaire qui n'enverrait point assez de sang aux petits rameaux avec lesquels il communique, pour pouvoir les gonfler : ce serait un réseau inflammatoire d'un nouveau genre.

6° Dans aucun cas de ces rougeurs internes de l'aorte, même des plus intenses, je n'ai jamais observé aucune des suites ordinaires de l'inflammation ; suites qui sont très visibles dans les inflammations des membranes viscérales, et qui existent toujours, soit isolément, soit, ce qui est plus fréquent, plusieurs à la fois. Dans ces rougeurs, quelle que fût leur intensité, ou, pour mieux dire, quelle que fût l'inflammation qu'on devait supposer y avoir existé, je n'ai jamais trouvé ni matière purulente, ni épanchement de fibrine consolidée sous quelque forme que ce soit, ni rétrécissement dans le calibre du vaisseau, ce qui indiquerait un épaississement partiel de ses parois. Tout le grand phénomène de cette soi-disant inflammation de l'aorte consiste donc uniquement dans la couleur rouge de sa surface interne. Il peut arriver, mais rarement à la vérité, qu'on ne puisse apercevoir aucun des effets de l'inflammation sur une membrane viscérale; mais, dans ce cas, on verra toujours le réseau capillaire et les petits vaisseaux qui le composent, plus gros que dans leur état normal, et séparés les uns des autres par leurs aréoles. Nous ne chercherons pas maintenant les causes de cette exception; mais, dans tous les cas, elle ne diminue en rien la valeur de notre argument.

7° Plusieurs fois j'ai mis à macérer dans l'eau tiède des morceaux d'aorte très rouges, et ils sont devenus blancs après avoir teint en rose l'eau qui les entourait. J'ai entendu dire dernièrement que cette expérience n'avait pas réussi à d'autres. Je me rappelle qu'une fois, il y a long-temps, assistant à une autopsie, on trouva l'aorte très rouge. Un médecin qui attribuait à cela la mort du malade à la suite d'inflammation, coupa un morceau de l'aorte et se mit à le laver dans l'eau froide; après quoi, voyant que la couleur n'avait point été enlevée, il crut avoir deviné juste. Je pris moi-même un morceau de cette aorte, et l'ayant fait macérer pendant quarante-huit heures dans l'eau tiède, il devint tout-à-fait blanc. On ne put y apercevoir, pas même au microscope, la moindre trace vasculaire. Dernièrement on m'a apporté un morceau d'aorte d'un rouge pourpre; la couleur était si belle et si égale sur toute sa surface, qu'on n'aurait pu rien obtenir de mieux artificiellement. Je le laissai en macération dans l'eau tiède près d'un poêle pendant quarante-huit heures, et il devint tout blanc, donnant à l'eau une teinte rosée. Cette eau était évidemment colorée par l'hématosine, et il eût été peut-être facile de le démontrer par les moyens chimiques.

8° Les observations de Morgagni qu'on trouve

dans différens endroits de son grand ouvrage *De Causis et Sedibus*, ne pourront jamais infirmer les conséquences que nous déduisons de l'absence des effets de l'inflammation dans la coloration en rouge de la surface interne de l'aorte. Il a rencontré souvent dans l'aorte des inégalités, des éminences, des pustules, des tubercules, un commencement d'érosion, des érosions sanguinolentes; très fréquemment des ossifications, tantôt commençantes, tantôt avancées, ainsi de suite. Mais il s'en faut beaucoup qu'on puisse ranger tout cela parmi les effets de l'inflammation, lors même qu'on consentirait à regarder aussi la rougeur comme une inflammation. En effet, dans aucun de ces cas, il ne dit point, autant qu'il m'en souvient, que la surface interne de l'aorte fût rouge; au contraire, dans le seul cas déjà mentionné où il a trouvé la couleur *ex atro rubens*, il y avait quelques taches blanches, qu'on peut probablement considérer comme des commencemens d'ossification, et plusieurs aspérités ou inégalités. Mais par cela seul qu'il dit avoir vu toutes ces altérations et d'autres encore plus importantes dans d'autres cas où il n'y avait point de rougeur, on ne saurait en tirer aucune induction pour les considérer comme autant d'effets de l'inflammation.

Quant aux différens modes de formation de ces altérations des parois artérielles, nous n'avons point à nous en occuper ici. Nous ferons seulement observer qu'une des altérations les plus fréquentes, c'est l'ossification ; tandis qu'on ne trouve jamais d'ossifications parmi les produits de l'inflammation. L'ossification, si elle est réellement telle, sera plutôt produite par une sécrétion que par un travail de l'inflammation, dont elle ne présente point les caractères. L'aorte et les autres artères principales reçoivent quelques rameaux artériels des parties par où elles passent, et ces rameaux se jettent dans le tissu de leurs parois et surtout dans la tunique dite vasculaire. Pourquoi ne laisseraient-ils pas sécréter parfois un peu de phosphate de chaux, ou pourquoi n'agiraient-ils pas ici d'une manière analogue à celle des vaisseaux du système osseux ?

Au reste, nous ne nierons point qu'il ne puisse pas se former un petit réseau capillaire dans l'épaisseur des tuniques artérielles, puisqu'il doit y pénétrer quelques vaisseaux capillaires, quoique en petit nombre. Peut-être même est-ce ainsi que commencent quelques anévrismes et autres altérations des artères; mais ce sont des cas très rares et qu'il faudrait déterminer par des observations bien faites. Ce que je nie formellement, c'est que ces altérations naissent dans la surface interne de l'aorte, qu'elles soient produites par l'inflammation de la membrane interne des grosses artères, et que la rougeur soit ici une inflammation.

Il nous reste peu de chose à dire sur la véritable cause de la coloration en rouge de l'aorte. Ayant prouvé, de manière à ne pas en douter, qu'elle ne peut point appartenir à l'inflammation, elle ne peut être produite que par le sang, dont la matière colorante, l'hématosine, est très propre à produire cet effet. On comprend d'ailleurs aisément, et il en a déjà été question, pourquoi l'aorte est de tous les vaisseaux celui qui est le plus sujet à cette coloration en rouge. Elle reçoit le choc du sang avec toute la force avec laquelle il est poussé par le cœur, de sorte que la matière colorante peut se coller à ses parois mieux qu'ailleurs. Une chose difficile à comprendre, c'est que le phénomène n'ait pas lieu beaucoup plus souvent; et il faut se contenter de supposer qu'il nécessite des conditions qui ne se rencontrent pas toujours. Cependant, si l'affinité entre la substance colorante et la surface interne de l'aorte est (ce qui nous paraît probable) la principale de ces conditions, il peut y avoir tant de différence dans leurs degrés respectifs d'affinité, que la coloration se présentera plus rarement qu'on ne pourrait s'y attendre. La membrane interne de l'aorte est lubrifiée par une humeur qui s'étend sur sa surface; peut-être l'affinité a-t-elle lieu entre cette substance et la matière colorante. Mais il est inutile de se perdre dans des conjectures lorsqu'on n'a point de faits pour les appuyer. Il reste encore à décider si la rougeur s'opère entièrement pendant la vie, ou si elle se forme, en tout ou en partie, dans le cadavre. Ici l'expérience peut venir à notre secours ; et je ne suis pas éloigné d'admettre que des caillots de sang laissés quelque temps en contact avec une artère morte, qui n'était point rouge auparavant, finissent par imprimer à l'artère cette teinte rougeâtre dont nous avons parlé jusqu'à présent. Il est probable aussi que la température atmosphérique, la différence des maladies, la plus ou moins grande facilité du cadavre à se refroidir, sont autant de circonstances qui peuvent favoriser ou empêcher la production de ce phénomène. Mais il est temps d'en finir sur la question que nous voulions éclaircir dans ce chapitre : concluons donc que la coloration en rouge de la surface interne de l'aorte n'est pas un phénomène qui puisse être attribué à une action de la vie, de quelque manière qu'il ait lieu, mais aux lois de la chimie.

# CHAPITRE XX.

**Deux erreurs de fait reçues aujourd'hui en médecine. Grandes diffi-
cultés qu'on rencontre, et qui ne peuvent être évitées qu'à l'aide
d'études exactes en anatomie pathologique.**

L'HISTOIRE de la médecine des premières années
de notre siècle rappellera deux erreurs assez singu-
lières, nées en même temps, et dont la postérité
aura à s'étonner. Ce sont des erreurs de fait avancées à une époque où le goût dominant est plus
que jamais tourné vers la recherche de faits réels,
dans toutes les sciences, et à leur utile application;
tandis que l'histoire de la médecine offrira, avec
ces deux erreurs, l'exemple de deux faits imaginaires dans leur origine et nuisibles dans leur
application. Le lecteur s'aperçoit sans doute que
de ces deux faits l'un a rapport aux inflammations

qu'on dit ne point laisser de traces sur le cadavre,
l'autre à la coloration en rouge de l'aorte principalement, considérée comme inflammation. Ces
deux questions ont été traitées séparément dans
les chapitres iv et v pour la première, xix pour la
seconde.

L'importance de la matière nous engage à en
dire ici quelques mots conjointement. Par cette
prétendue disparition de l'inflammation on affirme
ce qu'il n'y a pas eu pendant la maladie, et on nie
ce que le cadavre montre jusqu'à l'évidence. Avec
la rougeur aperçue sur la surface interne de l'aorte
on transforme l'apparence en une réalité, dont les
élémens sont introuvables. Ces assertions, bien
pesées, se changent en autant d'absurdités. Or,
quelle peut en être la source cachée ? Nous répondrons : ce n'est ni la difficulté, ni l'obscurité de
la matière ; ce n'est point l'impossibilité de se procurer des faits clairs et concluans, ni quelque
déviation bien excusable d'un entendement qui
crée des hypothèses, pour si mesquines qu'elles
soient ; ce n'est rien de tout cela, mais simplement
un besoin qu'a l'homme de justifier ses actions par

des mots et des raisonnemens que le vulgaire reçoit d'autant mieux qu'il les comprend moins.

Les inflammations sont de toutes les maladies les plus fréquentes, et les cas très graves n'en sont pas rares. Parmi les erreurs qu'on peut commettre dans le traitement qui leur convient, il y en a deux principales : la première est de mal déterminer la diathèse dès le début de la maladie, et la seconde de dépasser par la suite les limites du traitement approprié. Dans un cas, l'erreur commence avec le traitement ; dans l'autre, l'erreur n'a lieu qu'à certaine époque, à la suite de l'excès de ce même traitement. Dans les deux cas, le médecin qui se laisse guider seulement par les symptômes, persistant dans la même méthode, se trouve dans une fausse direction, et de bonne foi il la parcourt sans s'arrêter et sans expérimenter aucun autre remède, jusqu'à l'extinction de la vie. Mais quand il faut que l'observation nécroscopique approuve et confirme la justesse du traitement, c'est alors que le besoin dont il était tantôt question se fait vivement sentir, et que les sophismes les plus bizarres et même les plus grandes absurdités sont accueillis comme fort utiles à la circonstance et immédiatement employés. Parmi ces sophismes , les deux dont nous parlons ici ont été trouvés les plus opportuns ; et ces fausses interprétations de l'anatomie pathologique furent hardiment présen- tées par les médecins. De sorte que lorsqu'il s'agit d'une maladie contre laquelle on a employé mal à propos ou continué avec excès la méthode anti-phlo- gistique, c'est un bonheur pour le médecin , dans l'embarras où il se trouve, de pouvoir dire et appuyer de l'autorité des autres qu'il y eut inflam- mation et une inflammation mortelle, mais qu'elle a disparu avec la vie. Que si à la suite de recher- ches minutieuses ou même par hasard , il ouvre l'aorte et la rencontre plus ou moins rouge , c'en est assez pour la déclarer siége de l'inflammation , lors même que pendant la maladie le diagnostic aurait indiqué que le siége du mal était ailleurs. J'ai été plusieurs fois témoin de faits semblables ; j'ai même tâché , mais inutilement , de tirer de l'erreur ceux qui n'aimaient point d'en sortir.

L'anatomie pathologique est une source vaste et précieuse de lumières pour la science et pour notre art ; mais si les recherches auxquelles elle se livre ne sont pas guidées et soutenues par une logique sévère, elle ne fournira pas à la médecine le fait réel, mais une apparence trompeuse ; on n'obtiendra pas des matériaux propres à des inductions justes, mais de nouvelles sources d'erreur. Mais puisque ces deux diathèses forment maintenant la base principale de la méthode curative, pour tous ceux qui suivent les principes que nous avons posés ; puisque l'action des remèdes est déterminée par des expériences claires et incontestables, et puisque enfin la théorie de l'inflammation tend à son perfectionnement, il faut espérer que l'anatomie pathologique rendra à la science et à l'art des services bien plus importans que par le passé. Pour cela il est indispensable qu'elle s'applique principalement et autant que possible à chercher dans le cadavre le véritable effet des méthodes curatives employées, et qu'elle montre au médecin la justesse ou l'erreur de son diagnostic et de son traitement.

D'après ce que nous venons de dire, il est facile de voir que notre intention est de donner à l'anatomie pathalogique un plus grand développement et de la faire sortir des bornes étroites dans lesquelles elle a dû rester jusqu'à présent. On ne saurait se promettre d'obtenir une collection de faits clairs et positifs par lesquels on puisse se rendre compte des méthodes curatives, si dans chaque cas on ne peut pas soumettre le cadavre à un examen particulier; et il faudrait pour cela l'appui des lois et des réglemens spéciaux. Mais comment pouvoir même l'espérer ? La civilisation des peuples devra faire bien des progrès avant qu'on ait déraciné les erreurs et surmonté les répugnances vulgaires devant lesquelles la bonne volonté et le courage du législateur échoueraient encore de nos jours dans toute l'Europe. Jusqu'à présent nous ne pouvons que faire des vœux, en attendant que le temps puisse, à ce sujet, *meliora nunciare*.

# CHAPITRE XXI.



Aux erreurs d'observation provenant de ce qu'on ne sait point encore déterminer les véritables caractères de l'inflammation sur le cadavre, au point de pouvoir affirmer où elle existe et de nier où elle n'est pas, nous en ajouterons une autre très grave, surtout pour les conséquences qu'elle peut avoir, et je ne saurais la passer sous silence. Je procéderai historiquement. Dans les premières années de mes études médicales à l'Université de Parme, j'eus occasion d'observer dans un cadavre qu'on apporta dans les salles anatomiques, et qui devait servir à une leçon sur l'estomac et le tube intestinal, un trou irrégulier à la partie inférieure de l'estomac, assez large pour pouvoir y passer aisément la main. C'était le cadavre d'un jeune grenadier fort bien constitué, et dont la tête avait été séparée du tronc à l'hôpital même pour pouvoir l'examiner, attendu que la maladie avait consisté dans une violente céphalalgie qui précéda de trois jours la mort du malade. Le professeur Girardi, anatomiste distin_ gué, élève favori du grand Morgagni et très versé aussi dans l'anatomie pathologique, en fut étonné et avoua n'avoir jamais trouvé un cas semblable; il ignorait même que d'autres eussent pu recueillir une pareille observation. Lorsque pendant la leçon il vint à parler de ce fait, il se borna à dire que le siége du mal avait été indubitablement dans l'estomac, qu'il supposait enflammé, et que la tête, atteinte gravement par sympathie, avait empêché le malade de sentir le mal là où il existait réellement. L'inflammation ensuite qu'on supposait avoir existé dans l'estomac et qu'on disait s'être terminée par gangrène, aurait été produite par l'abus du vin et des liqueurs, abus assez ordinaire aux soldats. L'explication ne me satisfit guère, et le professeur, qui fut toujours très bienveillant pour moi, m'avoua le lendemain qu'il n'en était pas lui-même bien content. Il me conseilla de consulter Morgagni et de faire quelques recherches relatives à la maladie auprès du médecin qui avait traité le malade à l'hôpital. Je trouvai dans Morgagni que les deux *Epist.* xxix. 14, et lv. 10, la première surtout, contiennent des observations de Morgagni même et de quelques autres qu'il cite, ayant quelque rapport avec le cas dont nous traçons l'histoire, quoique cependant moins importantes. Je crois toutefois qu'il y a beaucoup d'obscurité et peu de profit à en retirer, surtout quant à la cause qui pouvait déterminer de semblables phénomènes, et qui était précisément ce qu'il m'importait le plus de connaître.

Mais d'abord décrivons notre cas tel qu'il était. L'ouverture occupait une bonne partie de la grande courbure de l'estomac ; tout le reste de ce viscère n'offrait pas le moindre indice d'inflammation, et j'en dirai autant des bords de la *grande plaie*, ainsi que l'appelèrent tous les assistans ; la couleur de ce viscère était en général blanchâtre. Mais cela ne suffit pas encore : le duodénum, dans la portion qui avait dû être en contact avec l'estomac, était ramolli de manière à se fondre presque sous la pression des doigts ; ici encore il n'y avait pas la moindre trace d'inflammation, point de mauvaise odeur ni de tache grangréneuse dans l'estomac, ni dans le duodénum. Les autres intestins et tous les viscères du bas ventre étaient dans leur état normal. Ayant pris des informations des officiers de ce soldat, on me le dépeignit pour un jeune homme de bonne conduite, point buveur, et ayant joui jusqu'alors d'une parfaite santé. Le docteur Rubini, qui était alors médecin adjoint de l'hôpital, et qui s'est acquis ensuite par ses ouvrages une juste célébrité, avait jugé l'affection comme ayant été déterminée par un *coup de soleil*, langage dont on se servait alors ; et cette opinion devenait d'autant plus probable que ce malade avait été pendant quelque temps exposé au soleil pour couper du bois. Rubini de prime abord lui fit pratiquer une saignée; mais les choses ayant promptement empiré, il ne prescrivit plus rien, et fut ensuite très étonné de ne point trouver dans la cavité du crâne le moindre indice d'inflammation.

Toute cette série de faits était pour moi d'une grande obscurité. Cependant, une santé parfaite jusqu'au moment où cette affection s'est déclarée; une maladie aussi prompte qu'on a cru d'abord inflammatoire, qui n'a pas été trouvée telle ensuite, et qui n'a pas même laissé le temps d'établir un traitement; une déchirure énorme de l'estomac ne laissant pas trace de la cause qui aurait pu produire un tel effet, étaient le résultat d'observations certaines, auxquelles je ne pouvais néanmoins m'empêcher de prêter une pleine croyance, quoiqu'il me fût cependant impossible d'en découvrir les causes cachées. Je restai dans cette obscurité jusqu'au moment où le hasard me fit tomber sous la main le vol. LXII des *Transactions philoso-*

*phiques*. J'y lus le mémoire de J. Hunter sur la digestion de l'estomac opérée par les sucs gastriques après la mort. Je me rappelai alors le cas que je viens de citer, et après en avoir bien considéré toutes les circonstances, je le regardai comme un des plus propres à démontrer toute l'activité des sucs gastriques pour digérer après la mort ce même organe qui les produisit pendant la vie. Hunter a trouvé cette digestion dans beaucoup de cadavres et surtout chez les individus qui avaient succombé à des maladies violentes; parmi ceux-ci, quelques-uns conservaient encore l'estomac plein d'alimens. Pour mieux éclaircir cette circonstance dans la mort violente, Hunter a examiné aussi différentes espèces de poissons qui meurent soudainement à leur sortie de l'eau, et dont l'estomac est plein d'alimens avalés sans être mâchés ; il a trouvé que dans beaucoup de cas tout l'aliment avalé ne parvenait pas au fond de l'estomac, et alors la portion d'aliment qui touchait à cette partie du viscère était digérée en même temps que le viscère lui-même.

Maintenant, pour en revenir à notre observation,

je trouve que, même quant à la rapidité de la mort, elle peut être comparée aux observations de Hunter. La mort n'a pas été subite, mais elle a été précédée d'une très courte maladie ; et quelle aura été cette maladie ? Il n'est pas probable que ce fût une fièvre pernicieuse, quoiqu'il y eût alors assez d'affections périodiques. Mais, quoi qu'il en soit peu importe à notre but. Si j'avais eu auparavant connaissance de la découverte de Hunter, et que j'eusse connu la cause de ce qui me parut, ainsi qu'à tous les autres, un phénomène extraordinaire, j'aurais certainement examiné cet estomac avec plus de soin que je ne le fis alors ; mais je n'ai pas eu à le regretter, car, dans les années suivantes, j'ai pu, dans plusieurs occasions, vérifier ce que ce grand observateur avait avancé, et c'est qu'il y a peu de cadavres chez lesquels la grande courbure de l'estomac ne présente pas un commencement de digestion ; et ceux, ajoute-t-il, qui se sont familiarisés avec des observations de ce genre, peuvent facilement marquer les différens degrés auxquels cette digestion est parvenue.

Ces faits sont précieux sous plusieurs rapports.

Nous placerons en première ligne le cas où ces lésions opérées par les sucs gastriques dans le cadavre auraient acquis assez d'étendue pour être remarquées par un expert, à l'occasion de quelque recherche pour soupçon d'empoisonnement. Un observateur expérimenté saura découvrir les différences très notables qui existent entre ces deux cas, ainsi qu'on les trouve décrites dans les passages que nous allons rapporter de Morgagni et de Hunter. Et nous répéterons aux hommes de l'art d'être bien persuadés, non seulement de la possibilité, mais de la réalité et même de la fréquence des lésions de l'estomac produites par cette cause, et que dans la pratique il pourrait être dangereux de ne pas en faire, par ignorance, une juste application.

Mais il ne suffit pas d'éviter les erreurs dans lesquelles on peut tomber quand on ne sait point distinguer les grandes lésions, telles que les déchirures et les trous plus ou moins grands faits à l'estomac par les sucs gastriques. Parmi ces lésions, celles qu'on a très fréquemment lieu de rencontrer et dont peu de cadavres sont exemptés, sont d'une très petite étendue, et consistent en de légères érosions, ramollissemens, éraillures, amincissement de la muqueuse de l'estomac, de sorte qu'on aperçoit les vaisseaux sous - jacens presque à nu; ce qui n'arrive pas dans la partie de l'estomac qui est restée intacte. Ces altérations, peu saillantes, restent inaperçues dans la plupart des cas; et si parfois quelques observateurs les trouvent, ils en font ordinairement une mauvaise application, soit parce qu'ils ne savent pas observer, soit parce qu'ils se sentent poussés par l'envie de théoriser, ou soit enfin pour d'autres motifs peu délicats. Quoi qu'il en soit, ces altérations mal interprétées nuisent à la science plus qu'on ne le croit, et cela de deux manières différentes : elles induisent l'observateur superficiel à admettre, comme causes de maladie, des inflammations qui n'existent pas; ce qui devient une source d'erreurs pour la pratique de l'art, et de faits complétement faux pour ce qui regarde la théorie. Dans d'autres circonstances, elles fournissent à ce même observateur l'occasion d'attribuer, à tort, à l'action des remèdes sur l'estomac vivant, un effet qui est entièrement dû à l'action des sucs gastriques sur l'estomac mort. C'est ainsi que quelques observateurs peu expérimentés ou peu consciencieux, pendant les premières années surtout de mes cliniques, lorsqu'on voulait à tout prix nier ou falsifier même les faits très importans qui tendaient à créer la nouvelle thérapeutique, et à découvrir les lois de la capacité morbide, interprétaient à leur manière ces fréquentes et légères altérations de l'estomac lorsqu'on les trouvait, et les attribuaient à l'action du tartre stibié administré pendant la maladie, plutôt qu'aux sucs gastriques qui avaient agi après la mort. Mais Hunter avait observé, décrit et rapporté ces mêmes lésions à leur véritable cause, un demi-siècle avant (1772) qu'on administrât le tartre sitibié à haute dose; et Morgagni, dans une des lettres déjà citées (lv, 10), a décrit un estomac qui avait une lésion qui mérite d'être notée, et qui appartient à celles dont nous parlons ici. Voici le texte en entier. — *Facies autem interior (ventriculi) qua fundus jam proprius ad pylori antrum accedebat aream ostendit circuli forma, cujus diameter digitorum erat circiter quatuor transversorum. Eam aream ab reliqua ven-*

*triculi superficie hæc distinguebant, quod minus lævis erat, minusque nitida, magis autem albida et* vasculis sanguiferis, quasi ab injectione nigricantibus, *prædita cum alibi lævor, nitor, minus albus color, ubique conspicerentur,* vascula autem fere nulla, *nedum non sic expressa aut nigricantia ut evidens esset omnibus quantum area illa tota patebat,* tantum de intima lamella ventriculi fuisse rosam. *Nec præter hæc ne in proximo quidam esofago, aut intestinis, quidquam animadvertere potui, quod crosionem, aut inflammationem significaret.* — Hunter aussi décrit de la même manière les différences qu'il a trouvées entre la portion de l'estomac dans son état normal, et celle sur laquelle les sucs gastriques avaient commencé à exercer leur action dissolvante. La coïncidence de ces deux grands anatomistes et observateurs sur la matière qui nous occupe, caractérise la vérité. — *La partie saine* (dit Hunter) *est molle, spongieuse, granulée et* sans vaisseaux san guins distincts, *opaque et épaisse, tandis qu'on trouvera l'autre lisse, mince et plus transparente, en même temps qu'on voit dans son épaisseur des* vaisseaux ramifiés. — Il parle encore d'une expérience assez

intéressante qu'il a faite, et c'est — *qu'en faisant*
*passer le sang, par la compression, des gros vaisseaux*
*aux vaisseaux plus petits, on le voit suinter de l'ex-*
*trémité des vaisseaux digérés, et se présenter,* sous
forme de petites gouttelettes, *à la surface interne*
*de l'estomac.* — Hunter, qui avait découvert l'action
dissolvente du suc gastrique sur l'estomac mort,
considère absolument cette action comme cause des
phénomènes tantôt cités; tandis que Morgagni,
s'étant limité à voir ces mêmes phénomènes sans
pouvoir s'en rendre raison, dit, il est vrai, que la
membrane interne *fuisse erosam,* mais il ne nous dit
pas quel fut l'agent corrosif. Néanmoins, en observateur fidèle et judicieux, il affirme qu'elle était
corrodée sans ajouter qu'elle fût enflammée, par cela
même qu'elle ne l'était pas; et il fait remarquer, un
peu plus loin, qu'il n'a trouvé ni corrosion, ni
inflammation, pas plus dans l'œsophage que dans
les intestins.

Passons maintenant à quelques considérations
sur l'apparition des vaisseaux sanguins à la surface
interne de l'estomac, dans cette partie précisément
où le suc gastrique opère sa digestion, phéno-

mène qui est le point principal de la question. Nul doute que ces vaisseaux ne soient veineux, car le sang, après la mort, est tout dans les veines. Morgagni en parlant de leur couleur la qualifie par *nigerrima*. Un observateur peu expérimenté dira, peut-être, que ces vaisseaux indiquent clairement une gastrite. Il suffit cependant d'avoir vu des gastrites, qui sont au reste moins fréquentes qu'on ne le croit, et des péritonites, qu'on rencontre plus souvent que les gastrites; il suffit, dis-je, d'avoir observé les effets de ces maladies comme de toutes les inflammations, en général, qui attaquent les membranes remplies de vaisseaux, pour revenir d'une erreur aussi grossière. Les vaisseaux de la portion d'estomac digérée superficiellement sont limités à l'endroit même où les sucs gastriques ont agi, et c'est là seulement qu'on peut les apercevoir plus aisément que sur aucune autre partie de ce même viscère; et la cause évidente est que dans cette partie ces vaisseaux ont été mis à nu, ou presque à nu, par la destruction de la muqueuse qui les recouvrait. Cela est si vrai que, si la digestion a eu lieu sur les dernières ramifications des capillaires, on pourra d'ici encore faire suinter le sang, pour peu qu'on le presse avec les doigts; ce qui n'arrivera jamais dans un réseau capillaire inflammatoire, malgré que tous les vaisseaux soient très engorgés, s'il n'y a pas eu une digestion antérieure opérée par les sucs gastriques. Voilà ce qui a été vu par Hunter, et voilà ce que j'ai pu moi-même observer chaque fois que je me suis occupé de pareilles recherches. Si Morgagni n'a pas aperçu ce suintement sanguin, c'est parce qu'il n'essaya jamais de faire passer le sang des gros rameaux dans des rameaux plus petits. Néanmoins il observa le fait en gros, c'est-à-dire l'apparition de ces vaisseaux en plus grande quantité sur les points qu'il appelle *corrosés*, tandis qu'on en aperçoit bien peu ou point sur la portion intacte de l'estomac; et ceci est mettre au fait le cachet de l'évidence.

Voilà où en était parvenue l'anatomie pathologique, sur cette matière, il y a soixante ans. On pourra bien dire aujourd'hui que ces faits ont été publiés depuis long-temps, mais en revanche ils sont peu répandus. On peut ajouter aussi que de nos jours on n'étudie guère une pareille matière et par cela même on n'y croit pas ; de sorte que lorsqu'on observe des corrosions , des trous , ou des déchirures dans l'estomac, on les considère comme autant d'effets produits par un poison corrosif ou par une cause morbide, ou comme constituant un phénomène si obscur qu'on ne doit même pas tenter de l'expliquer. Il y a un cabinet pathologique dans lequel on conserve un estomac ayant de semblables lésions, qui sont attribuées à toute autre action qu'à celle des sucs gastriques après la mort; et il n'y a pas bien long-temps qu'une large déchirure ayant été aperçue dans l'estomac d'une femme rempli encore d'ali-mens , on attribua cette lésion à une trop forte distension de ce viscère. Tout récemment encore un cas analogue fit naître quelques soupçons d'em-poisonnement. Ce qui prouve que les observations si intéressantes de Hunter sont encore ignorées. Il faut espérer qu'à l'avenir on s'occupera davan-tage de ce sujet, et que l'observation pourra recueillir bon nombre de faits utiles. En effet, il serait très utile de préciser les différentes circons-tances qui favorisent ou empêchent ce phénomène, et, suivant l'exemple donné par Hunter, on pourrait examiner l'estomac d'autres animaux , celui surtout des plus voraces , chez lesquels les sucs gastriques paraissent avoir plus de force. En Italie principalement, où les belles expériences de Spallanzani nous ont appris que les sucs gastriques peuvent exercer leur effet dissolvant même hors de l'estomac, il semblerait que des recherches de cette nature devraient être plus cultivées et plus perfectionnées qu'elles ne le sont en effet. La simplicité et la conséquence rigoureuse des expériences de Spallanzani ne laissent aucun doute que l'action de la digestion appartient entièrement à la force dissolvante des sucs gastriques. Cependant quelques faiseurs de raisonnemens veulent y associer l'action des nerfs , par cela seul qu'on observe, disent-ils, que les chagrins troublent la digestion. Il est positif que sans les nerfs, ou, pour mieux dire, sans la vie , l'estomac ne produirait point de sucs gastriques ; mais l'action des nerfs , c'est-à-dire de la vie , se limite à cela seulement. Et lorsque le menstrue est préparé, il remplira sa fonction en digérant les matières alimentaires dans l'estomac, hors de l'estomac et digérant l'estomac lui-même lorsque les circonstances opportunes s'y trouveront. S'il y a des causes propres à troubler ou diminuer la sécrétion de ce menstrue, la digestion des matières alimentaires dans l'estomac en sera troublée ou même entièrement dérangée; mais vouloir associer à l'actualité de la digestion, qui est une opération tout-à-fait chimique, l'action directe des nerfs, c'est multiplier les causes sans besoin, c'est pécher contre les règles de la saine logique et même contre l'évidence des faits.

Il y a cependant, relativement à la digestion, une propriété inhérente à la vie, qui agit d'une manière vraiment admirable: c'est celle qui donne à la fibre vivante la force de résister à l'action dissolvante des sucs gastriques. Cette propriété soustrait l'estomac vivant à l'action dissolvante des sucs gastriques, et empêche que les grenouilles, par exemple, et autres animaux avalés par les reptiles soient digérés avant leur mort. Hunter a été le premier à démontrer, par des faits directs, cette propriété dont personne avant lui ne s'était douté; et il est parvenu à prouver que s'il était possible d'introduire une main jouissant de la vie dans l'estomac d'un animal vivant, cette main ne pourrait pas être attaquée par les sucs gastriques. Au reste, ce qui prouve encore que avant Hunter on n'avait aucune notion sur ce caractère distinctif entre la fibre vivante et la fibre morte , c'est que Pitcairn, le plus savant et le plus estimé parmi les médecins mécaniciens de son temps , qui voulait expliquer la digestion par une trituration exécutée par l'estomac , combattait l'opinion des médecins chimistes qui la considéraient comme une dissolution opérée par les sucs gastriques , disant que s'il en était ainsi, l'estomac devrait être le premier à être digéré par ces sucs , puisqu'il est continuellement soumis à leur action.

Nous conclurons sur cette matière en tirant deux conséquences aussi claires qu'utiles :

1° Les physiologistes , qui auraient dû regarder la théorie de la digestion comme perfectionnée par les expériences de Spallanzani , n'ont fait, au contraire, ne sachant point les apprécier à leur juste valeur, que gâter tout ce que ce grand homme avait obtenu par ses travaux , et ce qui avait été admirablement confirmé par les observations et par les expériences de Hunter.

2° Les pathologistes, ne mettant pas à profit les découvertes de Hunter, soit parce qu'ils ne les connaissaient pas, soit parce qu'ils les méprisaient, ont donné lieu à une erreur des plus graves en admettant comme effets de l'inflammation de l'estomac vivant, les lésions opérées par les sucs gastriques sur la membrane interne de ce même viscère mort. Je me borne à indiquer ces faits en passant, car cela nous suffit; j'ose me flatter cependant qu'ils seront médités et appréciés par ceux qui se vouent au *vrai* progrès de la science médicale.


FIN DU PREMIER VOLUME.

# Table des Matières

## CONTENUES DANS LE PREMIER VOLUME.



## LIVRE PREMIER.

### CHAPITRE PREMIER.

PAGE

## CHAPITRE II.



## CHAPITRE III.



## CHAPITRE IV.

# LIVRE DEUXIÈME.

## GENÈSE DE L'INFLAMMATION.

—

FIN DE LA TABLE.

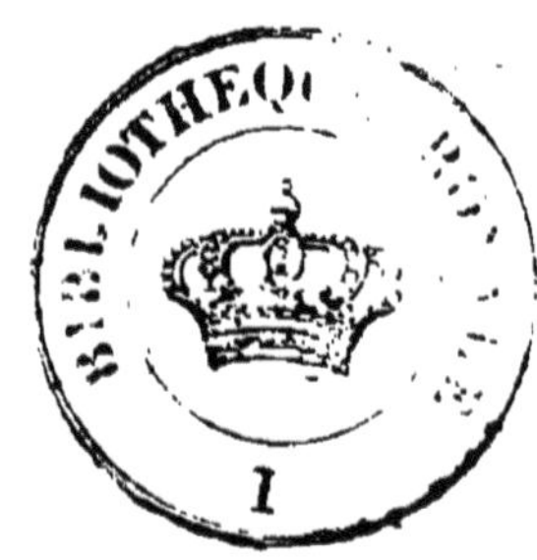



## ERRATUM.

—

Page 117, huitième ligne. Au lieu de *au dessus d'elle*, lisez : *au dessous d'elle.*